▽19 動物性脂肪のとりすぎで増える「欧米型がん」
▽20 子宮頸がんは、欧米では「過去のがん」
▽21 がん細胞は一日に5000個も発生する
▽22 がんは千差万別
▽23 日本のがん検診受診率は先進国最低
▽24 がん検診は高くない
▽25 腫瘍マーカーだけでは診断できない
▽26 PET検診は万能ではない
▽27 放っておいてもよいがんもある
▽28 日本人の医療被ばくは年間約4ミリシーベルト
▽29 若い年齢に多い家族性腫瘍
▽30 生活習慣の改善で経済格差を克服できる
▽31 がん対策は、人種によって違ってくる
く、なる人はお酒に注意
・お茶の予防効果はほぼ確実
胞は「先祖返り」
の細胞の分裂回数には限界がある
う生物には死がある
ために必要な細胞の自殺
胞は不老不死
進むと「栄養失調」が起きる

東大病院 放射線科准教授／緩和ケア診療部長

中川恵一

がんのひみつ

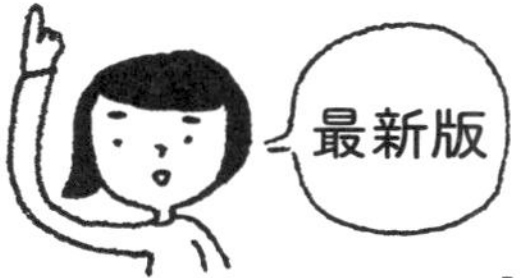

がんにならない、がんに負けない

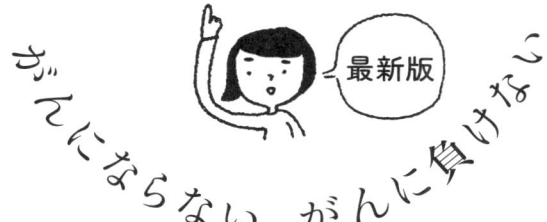

朝日出版社

まえがき 8

第一章
働く世代のがんが増えている

日本は世界一のがん大国 14
若くてもがんになる 16
働き盛りに多い女性のがん 18
男性では、50代から急上昇 22
早期なら治癒する時代 23
「がん＝長期入院」ではない 25
高齢者が若くなってきている 26
働き盛りのがん患者の悩み 27
働き盛りのがん患者を企業が守る 28
特効薬は「がんを知ること」 31
がん検診は、会社にとってコストではなく投資 32
働き盛りのがん患者を助ける制度 34

第二章

自分でできるがん対策

がんにならない、なってても死なないために　40

禁煙

がんのできるプロセス　41

がんの原因の3分の1がタバコ　43

禁煙は今日からでも　46

感染症

ウイルスや細菌によるがん　47

日本でまだ多い「途上国型」のがん　49

「欧米型がん」が増えている　52

「途上国型のがん」への対策は即効性あり　54

検診

早期発見には検診しかない　56

検診向きのがん、検診に向いていないがん　58

検診を受けるには　61

がんの検査と人間ドック　63

検診のデメリット
偽陽性 66
過剰診断 68
医療被ばく 70
がん予防にまつわる勘違い
「がん家系」は5％ 72
がんは経済問題？ 74
白人中心だったがん対策 75
日本人はお酒に注意！ 77
コーヒー・お茶でがん予防 80

第三章 なぜ、がんはやっかいな病気なのか

人類にとって「がん」とは 84
大腸菌に「死」はない 86
私たちに寿命がある理由 87
有性生殖と死 88

がんは「先祖返り」 90
iPS細胞とがん 93
がんは患者さんの栄養を奪って増える 95
がんは新天地を求めて移動する 96
リンパ節は関所 98
転移しやすい場所がある 99
転移したがんは部屋の外へ出た鳥 101
がんはどんどんタチが悪くなる 102
がんの治癒は5年生存率がめやす 105

第四章 子どものがん

小児がんの治癒率向上 110
大人のがんと異なる「小児がん」 111
小児がんを抱えて生きる 112
福島第一原発事故と小児甲状腺がん 116
福島県の子どもの甲状腺検査 118

福島県でのセシウムの影響 120
ベースラインを知ることが大事 122
リスクの「ものさし」を 124

第五章 後悔しないがん治療

がんの進行度 128
治療の第一歩は病院選びから 129
ほぼ100％告知する時代 130
告知が「酷知」になるとき 132
余命は中央値 133
インフォームド・コンセント 134
がんは情報戦――ウェブサイト・相談支援サービス 136
「がん＝手術」の時代は終わった 140
セカンドオピニオン 144
手術のメリット、デメリット 146
低侵襲医療――ロボット手術 147

放射線治療――切らずに治す、もう一つの選択肢 150
放射線治療は副作用が少ない 151
最新の放射線治療――強度変調放射線治療、粒子線治療 154
化学療法と副作用――抗がん剤 158
新しい化学療法――分子標的薬・ホルモン剤 162
第4の治療法――免疫療法 164
サプリメント・健康食品の落とし穴 166

第六章 がんの「痛み」を取り除く

「痛み」が見逃されている 170
がんの痛みは取った方が長生き 172
「心の痛み」をケアする 174
緩和ケアを受けるには 178
最期をどこで迎えるか 180
最期のときはどのように訪れるか 182
がんで死ぬのも悪くない 185

まえがき

私は、がんの臨床医として、30年間、放射線治療と緩和ケアに携《たずさ》わってきました。数年前からは、病院（の地下3階）で患者さんを待っているだけではなく、一般市民にがんに関する知識を持ってもらうための啓発活動にも力を入れてきました。

たまたまですが、私の専門分野の「放射線治療」と「緩和ケア」は日本のがん治療のなかでも遅れが目立つ分野でした。欧米では、がんの患者さんの半数は放射線治療を受けますが、日本ではその半分にとどまります。しばしば終末期医療と混同される「緩和ケア」の大きな役割はがんの痛みをとることですが、その切り札となる「医療用麻薬」の使用量は先進国のなかで最低で、アメリカ人の27分の1にとどまっています。

そして、「がん対策後進国日本」のもう一つの課題は、がんに関するデータを集めて治療に活《い》かす「がん登録」がほとんど行なわれてこなかった点です。これでは、どの治療が本当に優《すぐ》れているのかも皆目《かいもく》分かりません。

わが国は、国民の2人に1人が、がんになり、3人に1人が、がんで亡くなる世界一のがん大国ですが、その日本のがん対策は、長く、五里霧中《ごりむちゅう》にあったと言えます。

こうした状況を変えるため、2007年に「がん対策基本法」が施行されました。法律のマスタープランである「がん対策推進基本計画」を第一次安倍内閣で閣議決定したあと、安倍首相が東大病院の地下3階の放射線治療部門を訪れて、メディア発表を行なうなど、この法律の制定には私も深く関わりました。

基本計画では、全体目標として、がん患者・家族の苦痛の軽減と生活の質の向上、および、がん死亡率の2割減（10年で）の二つを掲げました。また、放射線治療や化学療法、緩和ケア、がん登録を3大重点課題と定め、基本計画も5年ごとに見直すよう、取り決められました。

本書の前身である『がんのひみつ』（２００７年12月）を世に出そうと思ったのは、今から5年前、がん対策基本法が施行され、がん対策推進基本計画が策定される直前です。国民にがんを知ってもらうことが、法律の目標の実現になにより欠かせないと思ったからです。

『がんのひみつ』は、幸い、15刷、14万部と広く受け入れられましたが、この5年で、がんを取り巻く環境はずいぶんと変わってきました。

がんの欧米化が進み、前立腺がんに代表される「欧米型」のがんが増える一方、胃がんなどの「感染型」のがんは減っています。がんの全体の死亡率は基本計画通り、順調に減っていますし、放射線治療や緩和ケアといった、これまで遅れていた分野も少しずつ充実しつつあります。なによりも、がんをふつうに語れるようになってきたのは、大きな変化だと思います。『がんのひみつ』もこの点では、少しは貢献したと自負しています。

がん対策推進基本計画の策定から5年経った昨年、その見直しが行なわれ、がん患者さんの就労問題や小児がん対策、学校でのがん教育も新たな課題とされています。特に、女性が当たり前のように会社で仕事をし、定年も65歳まで延長になれば、現役世代のがんが急増することになり、大きな社会問題になります。一方で、早期発見のカギとなるがん検診の受診率は低迷しており、がん登録も個人情報保護法の壁に突き当たっています。

本書は、前著『がんのひみつ』と体裁は似ていますが、わが国のがん治療の最新の実状やこの5年間の国のがん対策のあり方を含め、一から書き下ろしたものです。渾身の書ですが、分かりやすさでは、前著にひけはとりません。

今年2月、親族を大腸がんで亡くしました。48歳でした。すべての末期がんには早期がんの時期があります。この時期に見つけていたらと、残念です。前著ではあまり触れていなかったがん検診の大切さも、この本では強調しています。

ぜひ、あなたの一番大切な人にこの本のことを伝えてください。それがあなたの一番大切な人を守ることになります。がんを知ることが、がんで死なないための特効薬ですから。

最後になりますが、今回も、朝日出版社の赤井茂樹常務にお世話になりましたが、同社の大槻美和氏の献身的な編集作業も忘れられません。心より感謝いたします。

桜が散ったばかりの東京にて　中川恵一

第一章

働く世代のがんが増えている

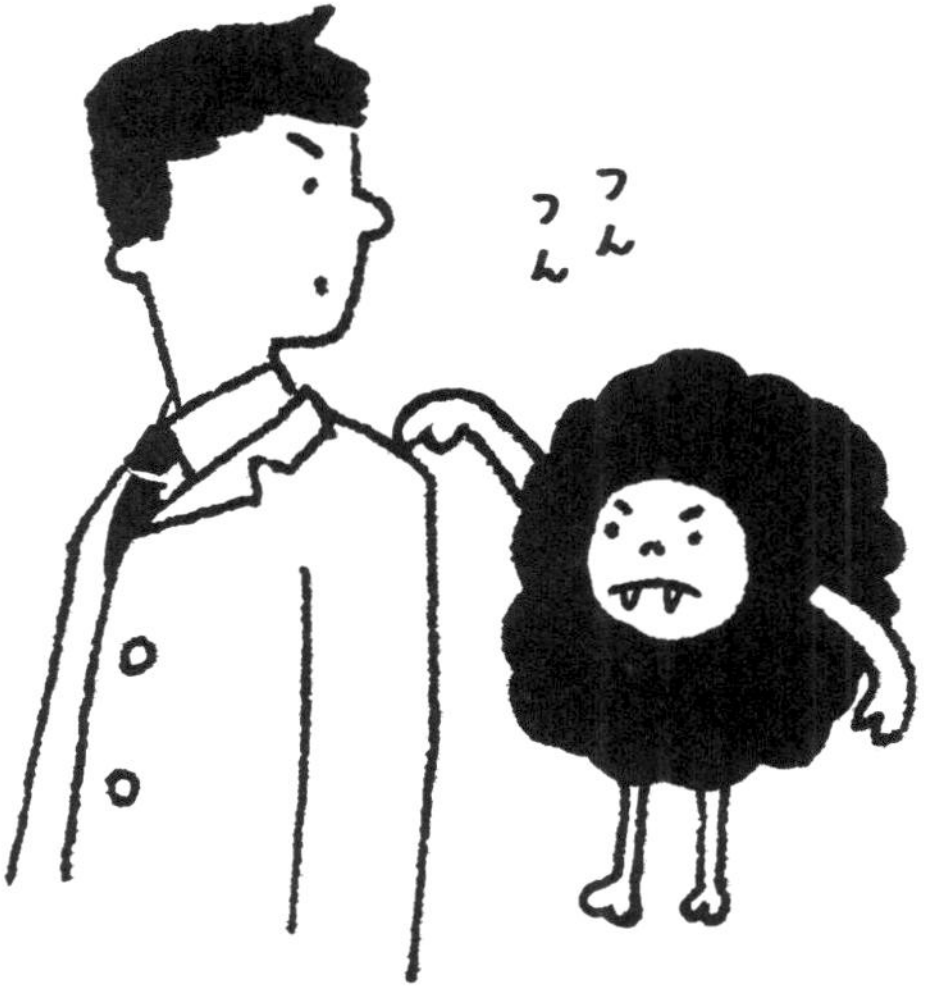

日本は世界一のがん大国

日本人の死因第一位が「がん」です。

がんが日本人の死因トップに踊り出たのは1981年。それ以降、がんによる死亡者数は右肩上がりに増え続けています。

日本の年間死亡者125万人のうち、およそ36万人ががんで亡くなっています(2011年)。国民の2人に1人ががんになり、3人に1人ががんで命を落とす。まさにがんは国民病で、こんな病気は他にありません。

なぜ、これほどがんが増えているのでしょうか。それは、日本人が長生きになったからです。

がんは、細胞の設計図であるDNAに、キズ(突然変異)が積み重なってできます。この突然変異は、年齢とともに自然に増えていく。年齢とともに設計図が傷ついていくわけです。

こうして生まれるがん細胞の数は、年を重ねるごとに増えていき、高齢になると毎日数千個も発生すると言われています。

しかし、できたてのがん細胞を免疫細胞が水際で殺してくれています。この仕組みを「免疫《めんえき》監視機構」と呼びます。

ところが、免疫にとって、がん細胞はやっかいな存在。免疫細胞は、有害な細胞を殺しているのではなく「異物」を殺しているため、もともと自分の細胞だったがん細胞を見落とすことがあるからです。

そして、この「免疫力」も年齢とともに衰《おとろ》えます。高齢になるほど発生するがん細胞の数が増え、それに対する備えも弱くなっていくのですから、がんは一種の「老化」と言えるのです。

免疫が見逃したたった一つのがん細胞が分裂を繰り返

ひみつ
1
がんは「老化」の一種

し、大きなかたまりとなったものが「がん」です。検査で見つかる大きさになるまでに、ふつう10〜30年の年月がかかります。

よく、ある程度の年になると、がんもできないという方がいますが、まったくの誤解で、90歳、100歳になっても、むしろがんになる人は増えていきます。

日本は世界一の長寿国になった結果、「世界一のがん大国」になったというわけです。

若くてもがんになる

がんは老人になるほど増える病気です。しかし一方、若いからといって、がんにならないとは限りません。

私の部下で、東大病院の放射線治療医だった加藤大基医師も、34歳の若さで肺がんになりました。タバコを吸わず、酒もつき合い程度、野菜中心の食生活や運動を心がける「聖人君子」のような加藤医師が、若くしてがんになったことに理由などありません。強《し》いて言えば「運が悪かった」のです。

がんは、DNAについたキズがもとで生まれた「不死細胞」を免疫が殺し損ねたもの。30代でがんと聞くと、「信じられない」「まだそんな年齢じゃない」と思うかもしれませんが、10年前、20年前に偶然生まれたがん細胞が増殖し、30代、40代で発見されることも、めずらしくないことなのです。

毎年約70万人が新たにがんに罹患《りかん》していますが、その3分の1に当たる約22万人が働く世代（20歳〜64歳）です。この世代のうち7万人ががんで死亡しています。会社員の死の、なんと半分ががんによるものなのです。

ひみつ 2

会社員の死亡原因の半分が、がん

働き盛りに多い女性のがん

働く世代のがんが増えている理由の一つに、若い女性のがんの増加があります。

実は、仕事を持つ現役世代については、男性より女性の方が、ずっとがんになる方が多いのです。30代の女性のがん患者数は男性の約3・3倍、40代では男性の約2・4倍です。

これは、女性特有のがんである子宮頸《けい》がんのピークが30代後半、乳がんのピークが40代後半にあるためで、子育てや仕事で一番忙しい世代にがんが多いということになります。女性が仕事を持つことが当たり前となった今、このことは、がんを患《わずら》う会社員の多くが女性であることを意味します。

なぜ、女性のがん（乳がん、子宮頸がん）は若い人に多いのでしょうか。すこし詳しくご説明します。

まず、乳がんについて。乳がんの大半は、エストロゲンという女性ホルモンの刺激で増えます。乳がんの好発年齢（発病しやすい年齢）が40代後半なのは、女性は50歳ぐらいで閉経《へいけい》を迎え、エストロゲンが少なくなるので、50代以降は乳がんを増やす刺激がなくなるからです。

妊娠・授乳中は、女性ホルモンのバランスが大きく変わるため、乳がんが増殖しにくい期間と言えます。少子化の進む日本では、それだけ、乳がんになる人も増えているのです。

また、食生活の欧米化も原因の一つと考えられています。肉食によって血液中のコレステロール値が高くなると、コレステロールを材料に合成される「性ホルモン」の分泌も盛んになります。その結果、性ホルモンの刺激により、前立腺がん、乳がんが増えている。これが、がんの「欧米化」です。

ひみつ 3

少子化と食生活の欧米化で乳がんが増えている

日本人女性の場合、生涯で16人に１人が乳がんに罹患します（欧米では８人に１人）。１９８０年代に比べると、罹患率はおよそ2・5倍（45歳時）に急増しています。

一方、子宮頸がんは、子宮の入り口（膣《ちつ》部や頸管《けいかん》上皮）にできるがんで、ほぼ１００％、性交渉で感染するヒトパピローマウイルスが原因です。一度でも性経験のある女性なら感染の可能性はあり、およそ８割の女性が生涯に一度は感染すると言われています。

パピローマはごくありふれたウイルスで、感染してもほとんどのケースでは、自然に排除されてしまいます。しかし、タバコを吸ったり、免疫力が低下していたりといった条件が重なると、ごくまれにがんができるのです（運もあります）。

子宮頸がんは、家庭にお風呂が普及し、性交渉前にお風呂に入るようになったこともあってか、全体的には減少しています。しかし20〜30代の女性では急増しており、「マザーキラー」と言われています。この背景には、10代からの無防備な性行為が増えたことがあります。

ひみつ 4

20～30代の若い女性に子宮頸がんが急増

初体験の年齢はどんどん若くなっており、たとえば、1990年では高校3年の女生徒のうち性経験があるのは1～2割でしたが、現在は半数近くが経験しています。その結果、15～19歳の女子でも、3人に1人がパピローマウイルスの感染経験を持っています。

それにともない、1980年頃は60～70歳くらいだった好発年齢がどんどん若くなり、現在は30代後半がピークとなりました。

現在は、ウイルスの感染を予防するワクチンが開発されており、6～7割の確率で子宮頸がんを防ぐことが可能です。また子宮頸がんは、大規模な臨床研究により、「検診を実施した方が死亡率を下げる」と証明されているがんで、ワクチン＋検診でほぼ撲滅《ぼくめつ》できるがんです。ワクチン接種による副作用もわずかながら報告されていますが、予防接種には、常に一定のリスクが伴います。子宮頸がんの発生を3分の1まで下げるというメリットの方が、副作用のリスクを大きく上回ります。

それにもかかわらず、日本ではいま毎年約1万7千人が子宮頸がんと診断され、約2700人が命を落としていると言われています。20～40代の女性では、全がんのなかで最も発生が多いがんになっています。

男性では、50代から急上昇

生涯のがん罹患率では、女性が41％なのに対し、男性は54％です（2005年）。男性の方がタバコを吸ったり、飲酒量が多いことが原因と考えられます。

働く世代では、仕事のストレスと、タバコ、飲酒、運動不足といった不規則な生活が重なってきます。この頃の生活習慣が、その後の10年、20年に悪影響を及ぼすのがこの年代です。

なお、男性特有のがんとして「前立腺がん」がありますが、女性特有のがんと違い、前立腺がんが年齢とともに増え続けるのは、男性の場合は生涯にわたり男性ホルモンが出続けるからです。

男性では、55歳で女性を追い抜き、そのあとは年齢とともにがんが急増していきます。定年が55歳から60歳となり、さらに65歳に延長されていきますから、シニアの男性会社員にがんが急増することになります。

ひみつ 5

がんの半分が治癒する時代

早期なら治癒する時代

まだまだ、「がんは不治《ふち》の病」というイメージが根強いのですが、まず知ってほしいことは、いま、治りにくいがんも含めた全がんの治癒率は約57%であり、がん、すなわち「死」を意味するわけではない、ということです。

医療の進歩によって、早期のがんなら治癒が可能なケースが増えてきています。たとえば、早期の胃がんや大腸がんなら手術でほぼ100%が、早期の乳がんなら90%以上が治ります。

一方、がんが進行し、ほかの臓器に転移してしまえば、残念ながら完治する見込みはほとんどありません。ですから、がん検診などで早期のうちにがんを見つけることが大事なのです。

よく、がんが見つかったら怖いから検診を受けないという人がいますが、本末転倒です。海外では、早期にがんが見つかると、「コングラチュレーションズ（おめでとう！）」と言われます。これは、検診で発見されなければ、いずれその人の命を奪っていたかもしれないがんを完治するチャンスを得たこと、それに対する「おめでとう」です。

早期に見つかればそれだけ、体に負担のない治療法を選ぶこともできます。選択肢が増えるのです。早期発見できれば、がんの約9割が完治します。

ひみつ 6

いま、がん診療は入院より外来が主流

「がん＝長期入院」ではない

次に知ってほしいのは、「がん＝長期入院・闘病」というイメージは時代遅れになりつつある、ということです。手術のときは入院が必要ですが、入院日数はどんどん短くなっています。

厚生労働省の調査によると、がん患者さん全体の平均入院日数は、２００２年には約29日でしたが、２０１１年には19・５日と、約３分の２に減っています。胃がんや大腸がんでは、早期に発見することができれば、内視鏡手術による日帰り手術も可能です。

さらに放射線治療や化学療法（抗がん剤）は、「外来」「通院」で行なう割合が増えています。

つまり、「がんになったら仕事を続けるなんてとんでもない」「がんになったらすぐに長期入院が必要」と、考える必要はなくなっているのです。医療の進歩によって、仕事とがん治療を両立する道が開かれつつあります。

高齢者が若くなってきている

近年、高齢者が若くなっていることも、見逃せません。たとえば、ジャーナリストの鳥越俊太郎さんは73歳です。それに対して、サザエさんのお父さん、磯野波平《なみへい》さんは54歳です。つまり、長谷川町子さんが1951年当時のイメージで54歳を描くと、ああなるということです。

漫画「島耕作」シリーズの最終章『社長島耕作』では、島耕作は現在65歳ですが、仕事に恋愛にと、実に若々しい。定年延長もやむなしと感じます。

高齢者が昔より若くて元気になっている。言わば、「現役」の時間が延長されているのです。

がんは、「死の病」から、長く付き合っていく「慢性病」

になったのです。そこで、「がんになった後をどう生きるか（がんサバイバーシップ）」が大事になってきます。

働き盛りのがん患者の悩み

自らもがんサバイバーである桜井なおみさん等の調査では、がんを罹患している就労者のうち、約半数が就労状況に変化があったと答えています。その理由としては、30％が依願退職、17％が転職、11％が解雇を挙げています（2011年）。

会社員の場合、実際には仕事を続けることを望んでいるにもかかわらず、通院等で会社に迷惑がかかると考え、退職を申し出る人が少なくありません。

なかには、「退職を迫られることを恐れて病気を打ち明けることができない」「体調が悪くても無理に働き続ける」「時間のかかる治療を拒否する」といったケースもあるそうです。

また、職場のだれにどこまで病気を伝えたらいいか分からない、体調不良や通院を職務怠慢と思われてしまう、といった悩みを抱えています。

そもそも、働く世代にとって仕事を失うということは、経済的な問題だけではなく、「生きている意味の喪失《そうしつ》」といった精神的な危機の引き金になります。それは、「社会的な死」といっても過言ではありません。

働き盛りのがん患者を企業が守る

近年、うつ病などのメンタルヘルスについて、独自の対策をしている企業も多いと聞きます。しかし、がんについて特別に就業規則に規定を設けたり、社員ががんになったときにどんな対応をしたらいいかを事前に準備したりしている会社はまだまだ少ないようです。

ひみつ
8
これからの時代は会社でもがん対策が求められる

これは、「がんは、病気になった個人の問題であり、個人で解決するべきである」という意識が、働く側にも、企業の側にも、根強いからではないかと思います。

しかし、働き盛りでのがんは、企業にとっても貴重な人材を失うことにつながり、たいへんな痛手です。

そもそも、日本人の2人に1人ががんになり、そのうちの3人に1人が働く世代なのです。これほど多くの人ががかる、まさに「国民病」であるがんは、社会全体で対策を考えるべき問題です。

多くの人ががんになる時代、がんになっても働ける会社というのは、企業の特色にもなれば、強力な武器にもなるでしょう。

がんは、病状や治療の予測を比較的立てやすい病気です。治療が一段落すれば、経過をみながら徐々に仕事に復帰することも可能です。がんになったからといって、早まって退職を考えない、考えさせなくてよいのです。

仕事を続けるにしても、退職して治療に専念するにしても、がんという大変な状況のなかで、当事者だけで答えを出すのは容易ではありません。

会社で利用できる制度にはどんなものがあるか。復職後のキャリアプランをどう再設計するか。上司や同僚だけではなく、人事部や産業医など第三者的な立場の人間が間に入り、本人の決定をサポートできると理想的です。

がん治療からの復帰後は、後遺症で体力が低下していたり、抗がん剤やホルモン剤の副作用があったりと、すぐに以前と同じように働くことができるとは限りません。定期的な通院にも、職場の理解が必要です。

とくに、がん診療では、入院より通院の割合が高くなっているので、時間単位でとれる傷病《しょうびょう》休暇制度など、柔軟な就労環境があるといいでしょう。

主治医にしっかり確認したうえで、できることとできないことを企業と当事者が丁寧に話し合いながら、傷病休暇や時短、業務軽減など、小さな工夫を重ねることで、仕事を続けていくことができるようになります。

同じ「がん」といっても、病状、治療の流れ、副作用の重さは人それぞれなので、一括《くく》りにせず、柔軟な対応が望ましい。必要があれば、社会保険労務士や、全国のがん診療連携《れんけい》拠点病院に設置されている相談センター（139ページ）などの専門家に相談しましょう。

特効薬は「がんを知ること」

特効薬は、やはり、「がんを知ること」なのではないでしょうか。がんはだれでもなる病気。会社のみなが自分の問題としてがんの知識を持つことで、がんの当事者は、必要な助けを周囲に求めやすくなる。まわりも腫《は》れ

ひみつ 9
「がんのひみつ」を知ることが大切

物にさわるような扱いになってしまうのではなく、率直に話し合うことができる。がんの知識を共有することで、風通しのいい職場の雰囲気を作ることができるとよいと思います。

がん検診は、会社にとってコストではなく投資

がん対策は、企業側にもメリットがあります。

いま、健康保険組合が危機に瀕しています。高齢化による医療費負担が重くのしかかり、約9割が赤字の状態で、自社の保険組合を解散せざるを得ないところも出てきています。

早期がんと末期がんでは、医療費がまったく異なります。早期がんでは、ほとんどの場合、手術か放射線治療で治療を終えることができます。

しかし、末期がんの場合、複数回の手術や、長期間に及ぶ化学療法（抗がん剤等）が必要になり、医療費は早

期がんに比べ、数倍~数十倍に膨らみます。特に分子標的薬は薬価が高く、月額数十万円に上るものもあります。

広島県が、がん検診の企業に与える経済的影響を試算したところ、企業ががん検診を実施して、一人の人に早期がんを見つけた場合、実施せず末期がんで見つかった場合と比べて、差し引き405万円の遺失利益を取りもどすことになる、というデータも出ています。一概には言えませんが、企業が従業員のために検診費用を負担したとしても、早期がんで見つけられれば、かえって企業にとってメリットが大きいわけです。

さらに、広島県の試算では、従業員の生存率は、早期発見での99%から末期発見の15%と、84ポイントも違うのです。大事な従業員の命を守るためにも、早期がんの段階で見つけてほしいと切に願います。

ひみつ 10 がん検診は企業にもメリット大

がんは自覚症状が出てからでは手遅れで、早期がんのうちに発見するにはがん検診が唯一の手段です。検診で見つかるがんのほとんどが早期がんです。

社員が病気になる前に、あるいはすでになっているとしても早期の段階で見つけるような仕組みを作ることは、結果的に、企業にとってもコスト削減、そして貴重な人材の損失を防ぐことにつながります。

管理職の方々には、ぜひとも、従業員全員ががんを知り、がん検診を受ける体制づくりをお願いしたいと思います。これは、厚生労働省の「がん対策推進企業アクション」として国策にもなっています。

働き盛りのがん患者を助ける制度

がんになって一番の心配は、意外なことかもしれませんが、お金のことです。がんになった場合に心配なことを調査したアンケートでは、「がんによる死の不安」を超えて、「経済的な不安」がトップでした。

治療費のことが気になっては、安心して病気の治療に専念することができません。ここで、がんの治療費について概要をお話ししましょう。

治療費はケースバイケースですが、だいたいのところをイメージしていただくために、初期の肺がんで入院したYさんを例に出してみます。Yさんの肺がん手術の医療費は全体でおよそ150万円でしたが、公的医療保険によって3割負担なので、自己負担分は45万円でした。

ただし、先進医療や差額ベッド代は保険適用外ですから、そのような治療を選択した場合は、自己負担が重くのしかかってきます。2週間個室を利用したYさんの差額ベッド代は約45万円。医療費の自己負担と差額ベッド代が同じなのには、ちょっと驚きです（病院側の都合で移った場合には、負担する必要はありません）。

ひみつ 11

先進医療や差額ベッド代は保険適用外

Yさんは手術後に抗がん剤治療を受けることになりました。これは1回15万円で、月2回なのでひと月に30万円かかります。これも、3割負担なので、自己負担は10万円程度です。

がんの治療費については、「がん治療費.com」で保険が利く標準的な治療を受けた場合の5年間分の医療費を見ることができるので、参考にしてください。

さて、医療保険の他に、これらの治療に対する国の公的扶助《ふじょ》として、「高額療養費制度」というものがあります。これは、1か月ふつう4～8万円程度を限度として、1か月の自己負担金がそれを超えた場合に、超過分が払い戻される制度です。(自己負担金は、所得や利用回数によって異なります。また、先進医療や差額ベッド代等、保険適用外の治療は対象外です。)

入院・通院どちらの場合でも、加入している健康保険組合や国民健康保険の担当窓口で「限度額適用認定証」をもらって病院に提出すれば、窓口での支払いは限度額で済みます。患者の方から求めないと受けられないので、必ず請求しましょう。

働いている会社が健康保険に加入していれば、「傷病《しょうびょう》手当金」が利用できます。これは、病気やけがで4日以上仕事を休んだ場合に、標準報酬日額の3分の2が最長で1年6か月保障される制度です。

ほかにも、健康保険の一部負担還元金や、所得税の医療費控除が受けられないかどうか調べましょう。また、条件は厳しくなってきますが、該当すれば、生活保護、障害者認定などの制度が利用できます。

もしも民間の保険に入っているなら、通院治療についての給付があるかどうか、確認しましょう。

古い保険は「時代遅れ」になっているかもしれません。

昔は、がん治療と言えば入院して受けるものでしたから、がん保険も「入院型」になっており、一定期間入院しな

ひみつ 12
古い保険は「時代遅れ」かもしれない

いと通院治療に対して給付金が出なかったのです。

現在は、がん治療の変化に対応し、通院でも保障が出るタイプの保険がありますし、オプションで変更することも多くの場合、可能です。

第二章

自分でできるがん対策

がんにならない、なっても死なないために

がんは老化の一種。生きていくうえで避けられないことではありますが、努力次第で、がんになる確率を減らすこともできます。

1996年のハーバード大学の研究では、米国人のがん死亡の主な原因は、喫煙が30%、食事が30%、運動不足が5%、飲酒が3%でした。がんの3分の2は生活習慣の見直しによって予防できるということになります。

がんは、天から降ってくる、見えない「槍《やり》」にたとえられます。年齢とともに、単位面積あたりの槍の密度は高くなり、がんは増えます。タバコを吸えば、さらにその密度が高くなります。逆に、運動や野菜重視の食生活は槍の密度を減らします。

しかし、どんなに健康に気をつけても、槍に当たることはありますし、ヘビースモーカーでも槍に当たらない

人もいます。

そこで、検診による早期発見が、がんで死なないためには重要になってきます。がん全体で見ても半数以上が治癒しますが、早期発見なら9割のがんが治ります。

できるだけがんにならない、がんになっても検診で早期に見つける。がん対策は、「がん予防」＋「がん検診」の二段構えで臨《のぞ》んでください。

がんのできるプロセス

がんのできるプロセスをもう少し詳しく見てみましょう。

実は、DNAには、突然変異が起きやすいタイミングがあります。それは、細胞が分裂・増殖するときです。

ふだん、DNAはきつく折りたたまれているのですが、

ひみつ 13 がん対策は「予防＋検診」の二段構え

細胞分裂のためにDNAをコピーするときや、タンパク質を合成するときは、この折りたたみ構造が解かれます。すると、DNAの二重らせん状の「ひも」が無防備になり、外の物質の影響を受けやすくなるのです。

いわゆる発がん性物質は、このとき、DNAに作用して、これを傷つける性質を持つ物質です。あるいは、放射線は、細胞に猛スピードで飛び込んでくる粒子（光や電子など）のことで、これもまた、DNAを切断してしまいます。

DNAには、こうしてできたキズを修復するシステムが備わっているのですが、それでもうまく修復できなかったとき、遺伝子配列に異常が生じ、「突然変異」となるのです。

突然変異を起こした細胞は多くの場合死にますが、ある特定の遺伝子に突然変異が起きると、細胞は死ぬことができなくなり、止めどもなく分裂を繰り返すことになります。この「死なない細胞」が、「がん細胞」です。

また、がん細胞の増殖を抑《おさ》える「がん抑制《よくせい》遺伝子」にキズがついて働かなくなっても、がんは増えます。こうしたがん増殖に関連する遺伝子は、数百種類あると言われています。

ですから、がんにならないための対策の一つは、なるべく、DNAの突然変異を引き起こすような物質を避けることです。

がんの原因の3分の1がタバコ

最悪の発がん性を持つ嗜好品《しこうひん》が、タバコです。タバコの煙には「ベンゾピレン」をはじめとする、約60種類もの発がん性物質が含まれているのです。

ちなみに、世界ではじめて発がん性のある化学物質を発見したのは日本人の山極勝三郎《やまぎわかつさぶろう》で、彼はウサギの耳に

ひみつ 14 がん細胞は「死なない細胞」

コールタールを塗り続け、半年で人工的にがんを作ることに成功しました。このコールタールに含まれる「ベンゾピレン」が、タバコのタールにも含まれているのです。がんの最大の原因がタバコです。タバコがなくなれば、日本人のがん死亡の約4分の1（男性では39％、女性では5％）が消滅します。

特に煙が直接触れる部位への影響は大きく、日本人男性の喉頭《こうとう》がんの9割以上、肺がんの約7割、食道がんの約5割は、タバコが原因と考えられています。

発がん性物質は血流にのって全身に運ばれます。そのため、タバコは膵臓《すいぞう》がん、肝臓がん、胃がんのリスクも高めます。あまり増えないのは、大腸がんと前立腺がんぐらいでしょう。

がん全体では、タバコを吸う人は吸わない人より1・6倍〜2倍もがんになりやすいのです。

私は、小学校2年生のころタバコを吸って（時効？）、大目玉を食らいましたが、今はもちろん吸いません。受動喫煙でもがんの原因となるので、他人に迷惑がかかるからです。

配偶者が喫煙者だと、本人がタバコを吸わなくても、肺腺《せん》がんのリスクが2倍近くにもなります。厚生労働省の試算では、受動喫煙によって肺がんや心筋梗塞《こうそく》で死亡する人は、年間6800人に上ります。そもそも、フィルターを通った煙を吸うのは本人だけ。受動喫煙で吸う副流煙の方が、発がん性は高いのです。

喫煙者の発がんリスクを放射線被ばく線量に換算すると、2000ミリシーベルトの被ばくをしたのと同程度です。非喫煙者の女性が受動喫煙した場合でも、100ミリシーベルト程度の被ばくに相当します（国立がん研究センター）。

ひみつ 15

タバコがなくなれば男性のがん死の約4割が減る

禁煙は今日からでも

タバコ関連の病気で、日本では毎年20万人が亡くなっていると試算されています。タバコは血管の内側にコレステロールをためやすくし、また、ニコチンが血管を収縮させるので、がんだけではなく、日本人の死因第二位である心臓病（心筋梗塞《こうそく》）や脳卒中も引き起こすのです。

タバコを長年吸っている人は、「いまさら禁煙してももう遅い」という意識があると思いますが、心臓病の予防では、禁煙後2年以内にリスクが下がります。ですから、禁煙は思い立った時にやるべきです。

肺がんでは、禁煙後10年たっても、リスクは喫煙者の半分くらいまでしか下がりません。20年経ってようやく、吸わない人とほぼ同じリスクになります。これは、たまたま生まれた一つのがん細胞が検査で発見できるほど大きくなるには、10〜30年という時間がかかるからです。つまり、がん対策の効果は**時間差**であらわれるのです。

日本で喫煙率が減っているにもかかわらず、肺がんによる死亡が増えているのはそのせいです。

日本人男性の喫煙率は1960年代には8割を超えていましたが、現在は3割程度。近い将来、喫煙率の低下に応じて、肺がんの死亡率は減少に転じるでしょう。

若い頃は、身体が成長するので細胞分裂が盛んです。ですから、若い人はタバコの悪影響をより受けやすく、未成年から吸い始めた人は6倍、中学生からでは、なんと30倍も肺がんの死亡率が高くなります。若い頃に禁煙するほど、その効果は大きくなるわけです。

ひみつ
16
タバコは毎年20万人の命を奪っている

ウイルスや細菌によるがん

少しずつ常識になってきていますが、ウイルスや細菌に感染することも、がんの原因になります。

たとえば、子宮頸《けい》がんの原因となるヒトパピローマウイルスは、感染した宿主《しゅくしゅ》のDNA配列に「がん遺伝子」を導入します。

また、ウイルスや細菌の感染によって持続的に細胞が損傷し、慢性炎症をおこしたりすると、細胞のがん化（正常細胞ががん細胞に変化すること）が促進されることが分かっています。胃がんを引き起こすピロリ菌がこの例です。

この章のはじめで、がんの原因の30％が「タバコ」、30％が「食事」と述べました。この数字は、米国人を対象にした統計です。この調査では、「ウイルス・細菌への感染」は5％しか寄与していませんでした。

しかし、日本人の場合は事情が異なります。「ウイルス・細菌の感染」は、日本人男性ではタバコに次ぐ第二位、女性では第一位の発がん因子であることが、国立がん研究センターの調査で分かりました。

日本人の発がん率を高リスク順にみると、男性では「喫煙」が約30％、「感染」が約23％。女性では「感染」が17・5％、「喫煙」が5％です。

なお、男女どちらとも、「飲酒」が第三のリスク要因となっており（男性で9％、女性で2・5％）、遺伝的にお酒に弱い人が多い日本人は、お酒にも注意した方がよさそうです。

ひみつ 17 タバコの次に多い ウイルス・細菌が原因のがん

日本でまだまだ多い「途上国型」のがん

なぜ、アメリカでは「感染」が原因のがんは5％しかないのに対して、日本では約20％と高い数字になっているのでしょうか。

それは、感染によるがんは、衛生環境や気候によるからです。感染性のがんは、衛生環境の悪い国に多い、「途上国型」のがんと言えます。

たとえば、胃がんを引き起こすピロリ菌は、免疫力の十分ではない幼児期に、主に飲食物を介して感染し、そのまま胃に住み着きます。

ですから、冷蔵庫が普及して新鮮で清潔な食物を口にするようになると、感染する機会が減ります（冷蔵庫には、食べ物を塩漬けする必要がなくなるという利点もあります。塩分のとりすぎは胃の粘膜を傷つけ、がんの発生を促進します）。また、上下水道の整備により、井戸水による感染を防ぐことができます。

現在、日本人のピロリ菌感染率は10～20歳では20％程度ですが、50歳以上では70～80％にのぼります。この世代は、衛生環境が悪い時代に乳幼児期を過ごしたのです。団塊の世代は「胃がん世代」と言えます。

アメリカでも、１９５０年ごろは胃がんが死亡率のトップでした。日本より先に衛生環境がよくなったことで、今では胃がんは白血病より少ない、珍しいがんになっています。日本で胃がんが減少に転じたのは１９９０年代以降。がんの種類では、日本はアメリカに30〜40年遅れているというわけです。

肝臓がんもまた、若い世代では減っているがんです。肝臓にできる肝細胞がんは、日本では9割以上がB型・C型肝炎ウイルスによって発生します。（肝臓がん全体では約8割がウイルス由来です。）

肝炎ウイルスに感染すると、肝臓に慢性的な炎症が起き、20〜30年という長い年月を経て、肝硬変から肝細胞がんに発展していきます。

肝炎ウイルスは主に血液を介して感染します。一番多いのは「輸血」によるもので、9割を占めます。

１９６３年に献血制度が導入されましたが、当時は感

ひみつ 18

冷蔵庫のおかげで胃がんが減っている

染防止策が不十分でした。その後、B型・C型のウイルスを技術的に測定できるようになり、1990年代以降、輸血による感染は、ほぼゼロになっています。

国内には、約350万人の肝炎患者・ウイルス感染者がいると言われています。まずは、自分に肝炎ウイルスの感染があるかどうかをチェックすることが大事です。

なお、性交渉によるヒトパピローマウイルスへの感染により発症する子宮頸がんは、家にお風呂が普及したことや、コンドームの使用などで、全体としては数が減っています。（ただし20〜30代では急増。）

「欧米型がん」が増えている

2005年の統計になりますが、前年より死亡数が減ったがんは、途上国型のがんである胃がん・子宮頸《けい》がん・肝臓がんの三つだけです。

逆に増えているのは、タバコが原因となる肺がんのほか、動物性脂肪のとりすぎが原因と考えられる乳がん・前立腺がん・大腸がん・子宮体《たい》がんなどです。事実、この50年で、日本人の肉摂取量は約10倍に増えています。これらは欧米で多いがんなので、「欧米型がん」と言えます。

なぜ、動物性脂肪がいけないのでしょう。

肥満ががんを増やすことは間違いありませんが、そのメカニズムはあまり分かっていません。

ひとつ明らかなことは、コレステロールを材料として女性ホルモン・男性ホルモンが作られることです。性ホルモンがたくさん分泌《ぶんぴつ》されると、前立腺や乳房で細胞増殖が活発になり、その結果、がんができやすくなる可能性があります。

また、糖尿病になると、肝臓がんや大腸がんのリスク

ひみつ
19 動物性脂肪のとりすぎで増える「欧米型がん」

が高まると言われています。

ちなみに、「肥満」と同じくらい「痩《や》せすぎ」も、がんのリスクを高めます。肥満の多いアメリカの事情と異なり、日本の高齢者では痩せすぎも心配です。何事も「ほどほど」がよいと言えるでしょう。

「途上国型のがん」への対策は即効性あり

生活習慣を変えるのは、毎日の小さな努力の積み重ねなので、だれもが不得手《ふえて》とするところです。

一方、感染症対策には、即効性があります。

胃がんはピロリ菌対策＋がん検診で、子宮頸がんはワクチン＋がん検診で、ほぼ撲滅《ぼくめつ》できる病気になりました。

ピロリ菌の場合、10年間で菌保有者の３％が胃がんを発症したという追跡調査がありますが、抗菌薬を服用することで除菌することができます。胃潰瘍《いかいよう》や胃炎では、保険が利き、基本的には、３種類の薬を一週間服用することで、除菌ができます。私の母親は78歳になりますが、数年前にピロリ菌感染が分かり、除菌しました。

子宮頸がんには、ワクチンが開発されています。オーストラリアなどでは、ワクチン接種率は9割近くにのぼります。6～8割を超える高い検診率もあいまって、欧米では、子宮頸がんは「過去のがん」になりつつあります。

日本では、ようやく2009年にワクチンが認可されました。中高生の接種に対する公費助成も開始され、自治体によっては、自己負担なしでワクチンを受けられます。若い女性に急増しているがんなので、学校や家庭での「がん教育」が大事だと考えています。

子宮頸がんウイルスにはいくつかの種類があり、いま使われているワクチンで予防できるのは子宮頸がんの7

ひみつ《ひみつ》 20 子宮頸がんは、欧米では「過去のがん」

割程度です。また、すでに感染したウイルスを取り除く効果はありません。ワクチンを打った場合でも感染の可能性はゼロではないので、検診との二段構えが大切です。

しかし、現在、日本の子宮頸がん検診率は2～3割程度と大変に低い状態にとどまっており、とても残念です。

早期発見には検診しかない

ある免疫学の大家《たいか》は、高齢になるとがん細胞は健康な人の体でも一日に5000個も発生しては消えていくと述べています。

がん細胞ができると、そのつど免疫《めんえき》細胞（リンパ球）が退治してくれます。私たちの体のなかでは、毎日毎日、「5000勝0敗」の闘いが繰り返されているのです。

しかし、年齢を重ねると、DNAのキズが積み重なってがん細胞の発生が増える一方で、免疫細胞の機能（免疫力）が落ちてきます。そのため、がん細胞への攻撃力が落ちる結果、発生したがんが免疫の網をかいくぐって

ひみつ 21
がん細胞は一日に5000個も発生する

成長する確率も増えます。

目には見えない壮絶な戦いを勝ち抜いて、ひっそりと生き残ったたった一つのがん細胞は、1個が2個、2個が4個、4個が8個、8個が16個と、時とともに、倍々ゲームのように増えていきます。

検診でがんが分かるのは、だいたい1センチくらいからです。がんの種類によって異なりますが、そのくらいの大きさになるのに、10〜30年という年月がかかります。たとえば乳がんなら、細胞分裂で30回、15年といった時間がかかるのです。

しかし、1センチの乳がんが2センチになる（早期がんは2センチまで）には、たった3回の分裂、1年半で済みます。つまり、早期がんの時期は1〜2年しかないのです。

このくらいの大きさでは、ほとんどのがんで自覚症状はまったくありません。

がんの症状の代表は痛みですが、これはほとんど骨転《こってん》移《い》（骨にがんが転移すること）によるものです。転移のあるがんはその多くで完治が望めませんから、痛みが出てからでは手遅れです。

症状がないうちに、定期的に（毎年）検診を受ける必要があるのです。

検診向きのがん、検診に向いていないがん

「がん」は一つひとつ違います。一口にがんと言っても千差万別《せんさばんべつ》なのです。「がん」という言葉は、がんが、結核や心筋梗塞《こうそく》などと同じ、一つの病気であるという誤解を与えます。

しかし、がんはＤＮＡの突然変異が原因ですので、一つとして同じがんは存在しません。しかも、がん細胞は

ひみつ
22
がんは千差万別

どんどん突然変異を繰り返して性質が変わってしまいます。ですから、すべてのがんはそれぞれ違った、世界に一つだけの病気（症状）なのです。

とはいえ、できる臓器の種類と、がんのタイプ（病理型）によって、がんの性質はおおよそ決定されます。治癒率や治療法も臓器ごとに大きく変わります。

甲状腺がんは、何十年も大きくならないことがふつうですが、肺がんや食道がんは、月単位で進行することもまれではありません。一言で「がん」と言いますが、臓器ごとに千差万別でひとくくりにはできません。

「がん」か「がんでないか」だけではなく、どの臓器のがんかが大事なのです。

このように、がんはひとくくりにできない病気なので、早期発見・早期治療が、すべての場合において望ましいとは言えませんし、検診が常に有効とも言えません。

たとえば、90歳の男性に「早期」の前立腺がんが見つかったとしましょう。前立腺がんが症状を出すには20～30年以上かかると言われているので、この患者さんの場合、治療せず様子を見るのが賢明と言えます。

一方、膵臓《すいぞう》がんのような進行の早いがんを検診で見つけるには、毎月毎月検診を受ける必要があります。これは現実的には難しいでしょう。膵臓はお腹の奥にあり、初期症状もほぼないので、見つかった時にはすでに転移していることが多い、難治性《なんちせい》のがんです。

しかし、大腸がん・子宮頸がん・乳がん・肺がん・胃がんは、検診により死亡率を減少させられる「検診向きのがん」です。これらのがんでは、検診を受けないのはソンだと言えます。これらを5がんと呼び、国が検診を推奨するのもそのためです。

ところが、日本人のがん検診受診率は先進国最低です。たとえば、アメリカでは8割を超える女性が受けている子宮頸がん検診は、日本では25％程度です。乳がんも同程度。男性では、胃・肺・大腸がんの検診受診率は3割程度であり、男女ともに、非常に低いと言えます。

欧米では減っているがんによる死亡が、日本では増えている理由の一つが、この検診受診率の低さです。

検診を受けるには

がん検診は、会社など勤め先の健康診断で一緒に行なわれるほか、お住まいの市区町村でも受診できます。市区町村によっては無料で受けられますし、高くてもだいたい2000円程度です。住民票のある市区町村の窓口へお問い合わせください。役所に電話して「がん検診を受けたいのですが」と言えばいいのです。

いずれもX線（レントゲン）撮影等、ごく簡単な検査で、

ひみつ 23

日本のがん検診受診率は先進国最低

体に無理なく受けられます。時間も数時間で終わります。
自治体や会社の健康診断を受けそびれてしまったという人は、料金は割高になりますが、病院に問い合わせれば、個人向けがん検診や人間ドックも案内してくれます。

市区町村で実施している検診

子宮頸がん検診　20歳以上／2年に1回

子宮頸部の細胞をこするだけの簡単な検査です。

乳がん検診　40歳以上／2年に1回

乳房X線検査（マンモグラフィー）、超音波検査。
40歳未満では乳腺に厚みがあるため、マンモグラフィーは推奨されません。

大腸がん検診　40歳以上／毎年

便を採り、検査します。

胃がん検診　40歳以上／毎年

バリウムを飲み、X線で胃を撮影します。

肺がん検診　40歳以上／毎年

X線で肺を撮影します。

がんの検査と人間ドック

病院で受けられる人間ドックでは、食道がん、甲状腺がん、膵臓がんなど、市区町村のがん検診では見つからないがんも検査できます。

がんかどうかを確定（診断）するには、体に負担のない画像診断や、「腫瘍《しゅよう》マーカー」の検査からはじめ、最終的には病巣の一部をとり、顕微鏡で調べて診断します。

腫瘍マーカーとは、がん細胞の目印（マーカー）になる物質の総称です。がん細胞が作る特有の物質が血液・尿・便のなかに増えることを利用して、がんの可能性を診断します。

腫瘍マーカーには、体内の特定の臓器だけで作られ、異常値が出ればすぐにがんと診断できるものもありますが（前立腺がん・肝臓がん）、ほとんどの場合、複数の臓器で作られるため、どこにがんがあるかが決定できません。また個人差もあり、有効でないことも少なくありません。

画像診断で最も一般的なのは「X線（レントゲン）」です。市区町村の検診では胃がん・肺がん・乳がんで利用されています。

体に超音波を当て、組織に当たって跳ね返った音波をとらえて画像にする「超音波検査」は、腎臓がん・肝臓がんなどに効果を発揮します。

さらに精密なデータを必要とする場合は、CT（コンピュータ断層撮影）検査やMRI（磁気共鳴画像）検査が行なわれます。

CT検査は全身360度の方向からX線を照射し、コンピュータを使って体を輪切りにした映像を作る検査で、ふつうのX線検査では確認できないような小さながんも診断できます。

CT検査の代わりにMRI検査が行なわれることもあります。MRIは強い磁場を使って撮影するもので、X線（放射線）の被ばくがないことが利点です。

このほか放射性の医薬品を注射し、放出された放射線を特殊なカメラで撮影して画像化するシンチグラフィーなどがあります。

日本では一時、「PET検診」（陽電子放射断層撮影）もブ

ひみつ 25 腫瘍マーカーだけでは診断できない

ームになりました。

しかし、前立腺がん、肝臓がん、胃がんなど多くのがんは、PET検診ではひっかからないことがあります。そのため、欧米ではほとんど行なわれていません。

逆に、ほかの検査で分からないがんがPETで見つかることもあり、ほかの検査と組み合わせて検査するなら有効でしょう。ただ、通常の人間ドックがだいたい5万〜10万円なのに対し、PET検診つきの人間ドックは10〜20万円する、高嶺《たかね》の花です。

まずは、市区町村で行なわれている「5大がん検診」(子宮頸がん、乳がん、大腸がん、胃がん、肺がん)を定期的に受けることの方が大事です。人間ドックのコースによっては、この「5大がん」をカバーしていないこともありますので、注意してください。

偽陽性《ぎようせい》

検診には、デメリットもあります。

ひみつ 26

PET検診は万能ではない

まず注意したいことは、検診で「要精密検査」となっても、がんとは限らないことです。「偽陽性《ぎようせい》」と言い、実際にはがんがないのに、がんの可能性ありという結果が出てしまうことがあるのです。

これにより、本来は必要ない強い精神的ストレスを受けたり、体に負担のかかる精密検査を受けなければならなくなります。

がんの最終的な診断には、「病理《びょうり》検査」が不可欠です。病理検査とは、体から採取した組織・細胞などが、がんであるかどうか、さらに悪性の度合いなどを顕微鏡で検査するものです。

手術の際に病理診断をすることもあります。最も大きくがん組織を採るので、一番正確な病理検査ができます。がんに関する最終判断が、病理検査です。

過剰診断

もう一つ注意したいのが「過剰診断」です。

がんには、本来は命に別状のない、増殖がゆっくりの「おとなしいがん」と、進行がんに発展する「活発ながん」があり、いまのところ、小さながんの段階では、その二つを区別することができません。早期治療のためには、「おとなしいがん」かもしれないが「念のため手術する」ということもあり得ます。

しかし、これは、過剰な治療です。手術をしなくてもよいものを、念のため手術してしまう、という可能性を含むものなので、不利益の一つです。

実は、韓国では、政府の大キャンペーンの成果で、がん検診受診率が50%を突破しています。

その韓国の女性にいちばん多いがんは、甲状腺《こうじょうせん》がんですが、日本では臓器別のがん患者数でベスト10にも入っていません。これは、民間のがん検診などで甲状腺の超音波検査が広く行なわれるようになったことが要因です。

乳がん検診のさいに、「ついでに」甲状腺がんも検査してしまうのです。過剰診断というべきでしょう。

交通事故で亡くなった方の臓器を調べたアメリカのデータによると、60歳代の女性の全員に甲状腺がんが見つかっています。

つまりほとんどの甲状腺がんは、ある程度の年齢以上なら全員が持っている「おとなしいがん」で、実際に進行がんになるのは例外的なのです。

前立腺がんも、比較的おとなしいことが多いがんで、70歳以上の男性の5〜6割が持っており、その多くが寿命に影響を及ぼさないと考えられています。

がん検診も、やみくもに行なえば、放っておいた方がいいがんまで、見つけてしまうことになるのです。

ひみつ 27

放っておいてもよいがんもある

医療被ばく

日本人の医療被ばくの平均は年間約4ミリシーベルトで、この数十年で倍増しました。

これは、日本でCT検査が普及したからです。世界のCTスキャナのなんと3分の1が日本にあります。

CT検査1回につき7ミリシーベルト程度の被ばくになりますから、年に3回検査を受けると、福島第一原発事故で計画的避難区域の基準となった(年間積算線量の)20ミリシーベルトを超えてしまいます。

しかし、私が30年近く携《たずさ》わってきたがん医療の現場にCTは不可欠です。胸部X線(レントゲン)撮影の被ばく量はCTの100分の1以下ですが、X線で見つからなかった肺がんがCTで発見されることなど、病院では日常茶飯事です。

ごく少量の被ばくはありますが、放置すれば大きく患者さんの生活の質(QOL)を損なったかもしれない病巣（がん）を、CTによって発見できた、このことは被ばくという不利益をしのぐ、メリットと考えられます。そして、技術レベルが上がり、CTの被ばく量自体も今後、大きく減ると見られています。

たしかに、放射線を浴びることで、ごくごくわずかにがんのリスクは上がります。英国の権威ある医学雑誌に、日本の発がんの3％以上は医療被ばくによるという論文も発表されたことがあり、論争を呼びましたから、不必要な被ばくは避けるべきです。

しかし、医療での被ばくは、不利益を補ってあまりあるメリットがあります。いつでもどこでも検査を受けられる環境が、日本人を長寿にしたと言えますが、その反面医療被ばくも世界一高くしていると言えます。

なお、日本の長寿には、日本が先進国で最も医療費が

ひみつ

28 日本人の医療被ばくは年間約4ミリシーベルト

安い国の一つであるという理由もあります。日本人が一年間に病院を受診する回数は平均13回、一方アメリカでは3～4回程度です。いつでも安く医療を受けられる「国民皆《かい》保険制度」に感謝しなければなりません。（医師や看護師は「薄利多売」式の医療に疲れ切っていますが。）

「がん家系」は5％

がんは「遺伝」だと思っている人がいますが、がんは基本的には遺伝する病気ではありません。

たしかにがんの原因の約5％が遺伝的要因です。しかし6割を占める、喫煙や野菜不足など生活習慣の影響の方がずっと大きいと言えます。遺伝的要因で発生するがんを家族性腫瘍と言います。

ところでなぜ、家族性のがんがあるのでしょうか。

細胞のがん化を防ぐものに「がん抑制《よくせい》遺伝子」があります。私たちのDNAは、父親から半分、母親から半分を受け継いでいますから、一つの細胞のなかに同じがん

ひみつ 29

若い年齢に多い家族性腫瘍

抑制遺伝子を二つ持っていることになります。

しかし、家族性腫瘍の患者さんの場合、片方のがん抑**制遺伝子に生まれつき突然変異があります。**残るもう一つにキズがつけば、がん抑制遺伝子が二つとも働かないということになり、がんが発生します。

このため、家族性腫瘍では、20～40代といった働き盛りの若い年齢でがんができやすいのです。ただし、がん抑制遺伝子にキズがあっても、がんにならないこともあります。

血縁者に、若い頃に乳がん、卵巣がん、大腸がんなどになった人が非常に多いケースなどでは、家族性腫瘍も念頭においておく必要があるでしょう。

がんは経済問題？

社会的・経済的な地位が低いほど、がんで亡くなる確率が高まるという統計があります。検診の受診率は所得が低くなるほど下がるので、そのせいもありますが、それだけではありません。

アメリカの男女約1万人を対象とした分析では、教育年数が16年以上の人と比べ、11年以下の人では、がんになる確率は全体で1・17倍でした。男性の肺がんについてだけ見ると約3倍、子宮頸がんでも3・2倍と、がんの種類によっては非常に大きな格差がついていました。

厚生労働省の研究班による日本人約1万5千人を対象とした調査では、所得が200万円未満の男性のがん死亡リスクは、所得が400万円以上の男性に比べ約2倍にもなることが分かりました。

また教育年数が6〜9年の男性は、13年以上の人と比べて、がん死亡のリスクは1・5倍近くになりました。原因はよく分かっていませんが、所得や学歴が高い男性では健康意識も高く、生活習慣もよくなるためだと思います。

しかし、女性については収入や教育の格差による死亡リスクの違いは見られませんでした。女性の場合、喫煙率がもともと低く、男性に比べて生活習慣が乱れにくいことが背景にあると思います。

逆に言えば、男性でも、生活習慣をよくすることで、社会経済的格差を十分克服できるということです。

白人中心だったがん対策

拙著『がんのひみつ』に、「がん予防12か条」を掲載しました。現在、この改訂バージョンが公開されています。

(「がんを防ぐための新12か条」がん研究振興財団)

ひみつ《ひみつ》 30 生活習慣の改善で経済格差を克服できる

1　タバコは吸わない
2　他人のタバコの煙をできるだけ避ける
3　お酒はほどほどに
4　バランスのとれた食生活を
5　塩辛い食品は控えめに
6　野菜や果物は豊富に
7　適度に運動
8　適切な体重維持
9　ウイルスや細菌の感染予防と治療
10　定期的ながん検診を
11　身体の異常に気がついたら、すぐに受診を
12　正しいがん情報でがんを知ることから

これまで、日本では、主に白人を対象とした調査をそのまま参考にして、がん対策をしてきました。日本では、不治《ふち》の病と信じられてきたせいか、「がん」について口に出して語る風土がなく、調査が難しかったためだと思います。

しかし、欧米・アジア間の人種・生活習慣の違いは、

発がんの傾向に思ったより大きな影響を及ぼします。

たとえば、今回の改訂で12か条から削除された「日焼け」については、たしかに、メラニン色素の少ない白人の場合、日光を浴びすぎると皮膚がんが増えます。

しかし、これは有色人種では当てはまりません。むしろ、日の光を浴びるとビタミンDが皮膚で活性型に変わり、骨を強くするだけでなく、大腸がんなどを予防しますから、多少は日光に当たった方がよいと言えます。

日本人はお酒に注意！

反対に、日本人を含む東洋人固有のリスクもあります。

お酒は昔から「百薬の長」と呼ばれてきましたが、日本人が考えている以上に、健康に悪影響を与えます。

ひみつ
31
がん対策は、人種によって違ってくる

お酒のアルコールは、肝臓で「アセトアルデヒド」に分解されます。このアセトアルデヒドは、DNAを傷つける発がん性物質です。アセトアルデヒドは、さらに酵素《こうそ》（アセトアルデヒド脱水素酵素）によって分解され、無害な酢酸《さくさん》になります。

ところが問題は、東洋人の4割はこの酵素を作る遺伝子に欠損があり、アセトアルデヒドを十分に分解できないことです。この変異型は白人や黒人には見られず、東洋人（モンゴロイド）だけの特徴です。

お酒を飲むと顔が赤くなるのはアセトアルデヒドのせいですから、このタイプの人は要注意。また二日酔いもアセトアルデヒドを分解しきれていない証拠です。

なお、まったくの下戸《げこ》はお酒を分解する酵素の遺伝子を一つも持っていないということなので、無理に飲ませるのはキケンです。

白人にはお酒で顔が赤くなる人はまずいませんから、西洋では、お酒による発がんはあまり問題にはなりません。しかし東洋人は別で、お酒のリスクは、日本ではだいぶ軽視されてきたのではないかと思います。

日本人にとってお酒は、タバコ、ウイルスに次ぐ、三番目のリスク要因なのです。男性の場合、1日に2～3合飲む人で1・4倍、3合以上飲む人では1・6倍、がんの発生率が高くなります。

さらに、飲酒に喫煙が重なると、危険性は急激に高まります。のどのがんや肝臓がんだけでなく、すべてのがんで、死亡率が高まるのです。

一日2合以上の飲酒に加えタバコも吸う男性は、どちらもやらない男性より、がんになる確率が約2倍になります。特に、大腸がんでは3倍にもなります。

酒が「百薬の長」になるのは、せいぜい1合までです。1合であれば、がんは増えませんが、血液がサラサラになる効果があり（フランス人に心筋梗塞《こうそく》が少ない理

ひみつ

32 顔が赤くなる人はお酒に注意

由！）、健康にプラスになります。

毎日飲むなら1合まで（ビールなら大瓶1本、ワインならボトル3分の1）。それ以上飲みたいなら、休肝日が必要です。ただ、「分かっちゃいるけどやめられない」のが困りますね。

なお、女性は一般的に、男性に比べて体が小さく、また女性ホルモンの影響もあり、アルコールの影響を受けやすいため、要注意です。

コーヒー・お茶でがん予防

がんを予防するという触れ込みの健康食品やサプリメントが花盛りですが、これらは科学的な裏付けがなく、かえって危険であることが少なくありません。

それより、野菜不足や運動不足解消の方が、よほど効果があります。さらに、もっと身近なものが「がん予防」になることが分かってきました。

全国の日本人を対象にした大規模な調査の結果、緑茶は、とくに女性で胃がんのリスクを下げるというデータが出ています。

緑茶を一日に5杯以上飲む女性では、ほとんど飲まない女性に比べ、胃がんのリスクが約3割低いことが示されました。残念ながら男性では、タバコなどの悪い生活習慣が効果を打ち消してしまったのでしょう、効果が見られませんでした。

ひみつ

33

コーヒー・お茶の予防効果はほぼ確実

一方、コーヒーはよくないと言われてきましたが、意外や意外、最近の研究では、膵臓《すいぞう》がん、肝臓がん、大腸がんなどを予防する効果があると考えられています。

たとえば、男性の場合、コーヒーを1日3杯以上飲む人は、膵臓がんにかかるリスクが4割も下がるというデータもあります。

肝臓がんでは、もっと顕著な効果が報告されており、コーヒーをほぼ毎日飲む人では、男女とも肝がんのリスクが約半分に減少しています。とくに、1日の摂取量が増えるほど発生率が低下し、1日5杯以上飲む人では、肝がんの発生率は4分の1にまで低下していました。

ただし、お茶やコーヒーを含め、熱い飲食物はのどや食道の粘膜を痛め、がんの危険を高めるので、少しさましてから飲むといいでしょう。

ちなみに、私はというと、タバコはもちろん吸いませんが、ヘビードリンカー（反省）で、もっぱら、ワインか日本酒です。

運動はがんを防ぎますから、たまにジムに行くほか、パソコンを入れたリュックサックを背負って、毎日30分は歩きます。

がん予防というつもりはありませんでしたが、コーヒーは大好きで、ブラックで1日に5杯は飲みます。

第三章

なぜ、がんはやっかいな病気なのか

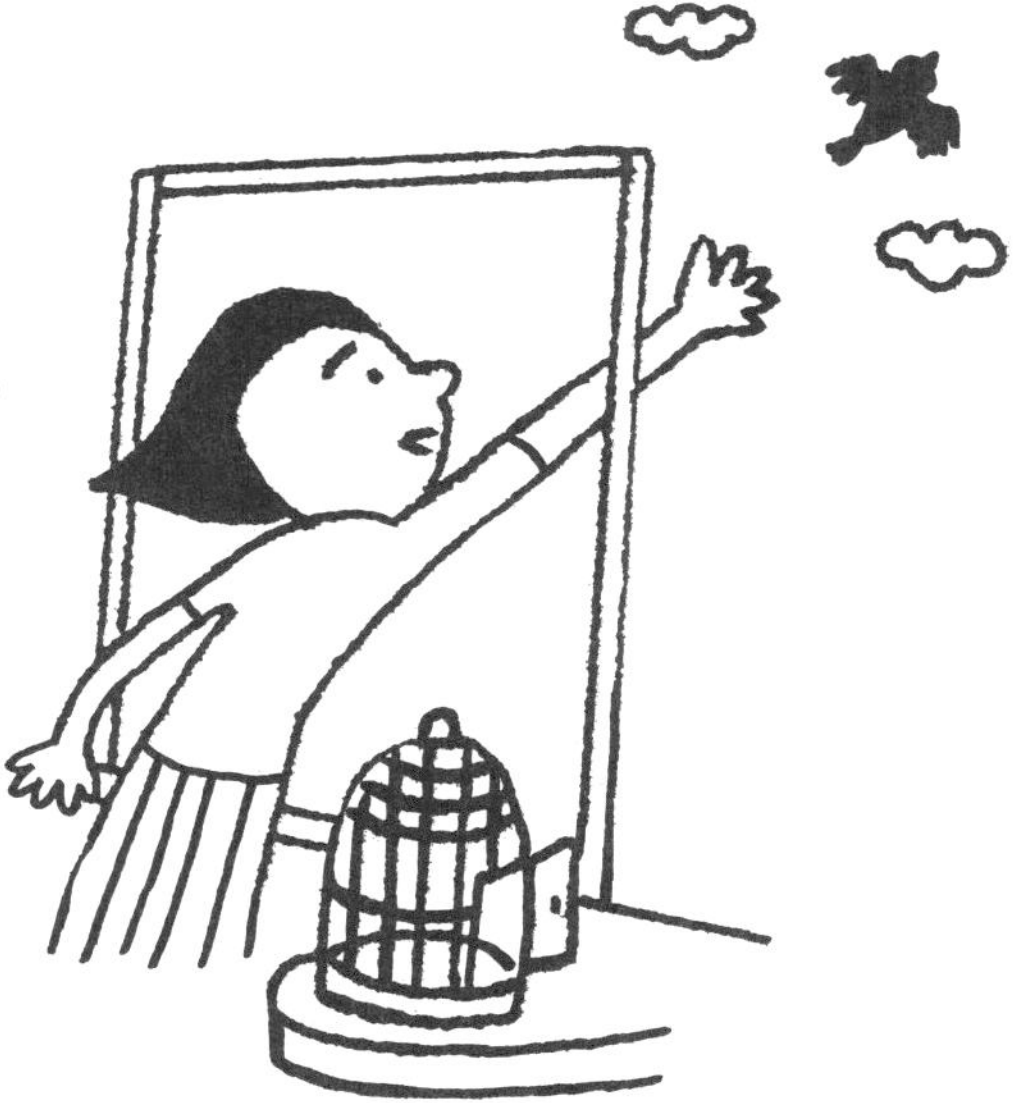

人類にとって「がん」とは

これほど医学が進んでいる現代でも、がんは克服されていません。もちろん、早期がんを中心に、がん全体の治癒《ちゆ》率は向上し、多くの早期がんでは9割以上が治るようになりました。

それでも、百年前もいまも転移したがんはほとんど完治の可能性はありませんし、末期がんについて言えば、ここ30年ほど、治癒率はほとんど上がっておらず、延命の期間がわずかに長くなっただけです。

なぜ、人類にとってがんという病気は、これほどやっかいな、克服しがたい病気なのでしょうか。

一つには、がんは「先祖《せんぞ》返り」だから、という点が挙げられます。

「個体発生は系統発生を繰り返す」という言葉があります。ヒトの胎児が受精卵から成体になるまでに、これまでの進化の過程で通ってきた道を辿《たど》り直す、という説です。

ひみつ34

がん細胞は「先祖返り」

実際に、妊娠初期の胎児では、エラ、水かき、尾などが現れ、すぐに消えていきます。これは、魚類から両生類へ、そして哺乳類へ、という進化の流れをそのまま辿り直しているのです。

つまり、いま、ここにいる私たちは、ヒトに至るまでに生物が辿ってきた全歴史――「進化の遺産」を引き継いでいると言えます。

はじめて地球上に誕生した生物は「不死」でした。「死ぬ」という機能は、進化の過程で、後から付け加わってきたものなのです。

ですから、DNA上の「死ぬ」機能を司《つかさど》る部分になんらかの理由でキズがつき、その部分が壊れてしまえば、当然、古層にある「不死」が甦《よみがえ》ってきます。実は、この「先祖返り」を起こした細胞が、がん細胞なのです。

大腸菌に「死」はない

今から38億年前に、最初の生命が生まれました。彼らは「原核生物」と呼ばれる単細胞生物で、現存する生物で言うと、大腸菌のようなタイプです。

1匹の大腸菌は、分裂すると、まったく同じDNAを持つ2個体になります。彼らは栄養さえあれば、どんどん分裂し、数を増やしていきます。

そうやって無数に増殖した大腸菌は、すべて「同じ」細胞で、お互いに入れ替え可能です。ですから、彼らにとって自他の区別もなければ、「個体の死」もありません。彼らは「死なない細胞」と言えます。

もちろん彼らも、踏まれたり、焼かれたり、エサがなくなったりすれば死んでしまいます。しかし、アクシデントさえなければ生き続ける。そして、理想的な環境なら、永遠に自分とそっくり同じ個体を生み続けます。その意味で、彼らに「死」はありません。

ひみつ
35
私たちの細胞の分裂回数には限界がある

私たちに寿命がある理由

私たちヒトはご存じのとおり多細胞生物で、60兆個もの細胞からなっています。そして、そのうち1〜2%の細胞が、新陳代謝《しんちんたいしゃ》で毎日死んでいます。髪の毛が抜けるのも細胞の死です。死んだ細胞の分は、新しく細胞が分裂し、埋め合わせています。

しかし、いくら細胞が分裂して埋め合わせてくれると言っても、私たちの体の細胞（体細胞《たいさいぼう》）は、大腸菌とは違って、永遠に分裂を続けることはできません。

ヒトの場合、受精卵から出発して、約50回分裂すると、細胞はそれ以上分裂しなくなります。そのため、何の病気に罹《かか》らなくても、だいたい120歳ぐらいが最大の寿命だと考えられています。

なぜ細胞分裂がストップするのでしょうか。それは、私たちのDNAが、大腸菌などの原核生物とは異なる形状をしていることに原因があります。

原核生物のDNAは、輪ゴムのような形（環状《かんじょう》）をしていて、始点も終点もありません。しかし、ヒトを含め、真核生物（細胞にDNAを包む核を持つ生物）のDNAは「ひも」のような形をしていて、端《はし》があります。

そして、ひも状のDNAでは、その「端の部分」（テロメアと呼ばれる）が複製できないのです。そのため、分裂のたびに、テロメアが短くなっていきます。

テロメアの部分には遺伝情報が含まれないので、しばらくの間は短くなっても問題ないのですが、「これ以上短くするのは無理」という地点にくると、細胞分裂が止まります。このことが、私たちに寿命がある理由です。

有性生殖と死

分裂回数に限界があるせいで、私たちの体の細胞（体細胞）はいずれ死にますが、生殖細胞（精子や卵子）だけは死なず、次世代の体を作る最初の細胞になります。

体の細胞は2セットのDNAを持っていますが、生殖細胞を作るさいには、2セットのDNAが1セットに戻されます。この仕組みを「減数分裂《げんすう》」と言い、オスとメスが関わる「有性生殖」の基本となっています。

このとき、生殖細胞ではテロメラーゼという、テロメアを修復する酵素《こうそ》が働いており、短くなったテロメアが元に戻ります。親の世代の「分裂回数」がリセットされ、またゼロからのスタートになるわけです。

卵子（DNA1セット）と、精子（DNA1セット）が合体し、DNAを2セット持つ、一つの受精卵となります。この、たった一つの受精卵が分裂を繰り返し、子どもの体を作っていくのです。

ひみつ 36 性を持つ生物には死がある

有性生殖のメリットは、減数分裂と受精の過程で、DNAが常にシャッフルされるので、それぞれ異なるDNAを持つ、多様な子孫を残せることです。同じ親から生まれた兄弟姉妹が、（一卵性双生児でない限り）みな少しずつ違っていることからも分かります。

一方、大腸菌のような生物は、減数分裂ができません。詳しい理由は分かっていませんが、ひも状のDNAを環状に変えると、減数分裂ができなくなります。

有性生殖する生物は、減数分裂するために、ひも状のDNAを持ちます。そして、DNAがひも状であるために、体細胞の分裂回数に制限があり、寿命がある。

性を持つことで、私たちは世界で唯一のかけがえのない存在となりました。しかし、同時に寿命を持ち、死を運命づけられることにもなったのです。

がんは「先祖返り」

私たちの体の細胞は、お互いに連絡を取り合い、戦前の村社会みたいに仲良く助け合って生きています。

時には、「村」全体のために、個々の細胞が自死《じし》を選ぶこともあります。これを「アポトーシス」と言います。

オタマジャクシがカエルになるときに尻尾がなくなるのも、ヒトの胎児における、指と指の間の「水かき」がなくなって指ができるのも、尻尾や水かきの細胞がアポトーシスによって死んでくれるからです。

また、がん化した細胞や、なんらかの異常が起きた細胞も、通常はアポトーシスによって自動的に死ぬようになっています。

一匹オオカミの大腸菌には「増える」仕組みしかありませんが、たくさんの細胞が協調して生きる多細胞生物では、「増える」仕組みに加えて、集団にとって不都合な細胞が「死ぬ」ための仕組みが付け加わったのです。

ひみつ 37

生きるために必要な細胞の自殺

ところが、がん細胞は、DNAについたキズにより、「死ぬ」ための仕組みが壊れた細胞です。「村」のことなどおかまいなしに増え続けます。その様子を顕微鏡で見てみると、大腸菌の細胞分裂にとてもよく似ていることが分かります。

たった1匹の大腸菌が、栄養の続くかぎり分裂・増殖してプール中を埋め尽くすように、「がん」もヒトの身体のなかで、無限に増殖し拡がっていきます。そういう意味では、がんは、「原核生物への先祖返り」とも言えるのです。

がん細胞はもともと体の細胞ですから、分裂回数に限界があるはずなのですが、がんは、生殖細胞と同様、テロメアーゼを使って短くなったテロメアを元に戻すことができます。そのためがんは、栄養があるかぎり死にません。

人間が追い求めた「不老不死」は、がん細胞において実現しているとも言えるのです。

ひみつ 38

がん細胞は不老不死

iPS細胞とがん

昨年（2012年）、京都大学再生医科学研究所の山中伸《しん》弥《や》教授が、iPS細胞の発見でノーベル医学生理学賞を受賞しました。実は、iPS細胞で心配されている点の一つが、細胞の「がん化」なのです。

山中伸弥教授は2006年、体細胞に四つの遺伝子を挿入することで、人工的に細胞の「初期化」を引き起こし、細胞に多能性《たのうせい》を取り戻させることに成功しました。これがiPS細胞です。

山中因子（ファクター）として世界に知られるようになった四つの遺伝子のうちの一つは、がんの原因遺伝子です。また、レトロウイルス（宿主《しゅくしゅ》のDNAに自らの遺伝情報を滑り込ませることにより増殖するウイルス）を使って細胞に遺伝子を挿入する際に、DNAを傷つけやすく、iPS細胞によって生まれたマウスには、一年後、約6割でがんが見られました。(現在はがん遺伝子を使わないなど、がん化を抑制する工夫が進んでいます。)

ある意味で、受精卵への「先祖返り」であるiPS細胞と、単細胞生物への「先祖返り」であるがん細胞は、とてもよく似ています。実際、iPS細胞のなかでも、生殖細胞やがん細胞と同様、短くなったテロメアを元に戻すテロメアーゼが活発に働いているそうです。

また、昨年、胃がんの前段階となる「腸上《ちょうじょう》皮《ひ》化《か》生《せい》」(胃に腸の細胞が出現する病変)は、ピロリ菌による胃の細胞のiPS化が引き金だとする研究も発表されました。

山中教授ご自身も、立花隆さんとの対談のなかで、iPS細胞を作る過程と、細胞ががんになる過程はよく似ており、紙一重だと感じる、と発言されています(NHKスペシャル「がん 生と死の謎に挑む」)。

ひみつ 39

がんが進むと「栄養失調」が起きる

がんは患者さんの栄養を奪って増える

では、なぜ、がんが進行すると命を落とすのでしょうか？

がんが増殖して全身に転移しても、血を吐くわけでも、血管が切れるわけでもありません。しかし、がんが進行していけば、必ず起こる現象があります。それは、患者さんが「痩《や》せる」ということです。

がんで死ぬ理由を簡単に言うと、体に激しい炎症が起こり、「栄養失調」が起きるからです。がんは、ヒトの正常な細胞が必要とする栄養分を横取りして増えるのです。がんは通常の細胞より、細胞分裂のスピードが速く、たくさんエネルギーを消費します。

がん患者さんは、脳に転移したがんが脳を圧迫する例や、肝臓に転移したがんにより肝機能が衰える例などを除いて、基本的には、体中に転移したがんに大量の栄養を奪われて亡くなると言えます。

なお、私のがん細胞は、私の体のなかでしか生きていけません。がん細胞を集めて、他人に注射したとしても、がんは「感染」しないのです。それは、その人の免疫から見たら、私のがん細胞は「赤の他人」なので、余裕綽々《しゃくしゃく》で殺すことができるからです。

ですからがんは、私が死んでしまえば、私の体と「共倒れ」になるしかありません。

がんは新天地を求めて移動する

胃がん、大腸がんなどほとんどのがんでは、外界と人体とが触れ合う境界面である「粘膜」にがんが発生します。

がんが粘膜のあたりにとどまっていれば「早期がん」です。しかし、がんは、しだいに周りの組織を壊しながら陣地を広げていきます。これを専門用語で「浸潤《しんじゅん》」と

ひみつ 40

がんは自分専用の新しい血管を作らせる

言います。

乳がんを例にとると、お乳を作る「小葉《しょうよう》」という部分や、小葉と乳首をつなぐ「乳管」にがんができやすいのですが、小葉や乳管を包む「膜」を破って、外の組織にまで侵出していると、「浸潤がん」と呼ばれます。

小さいうちは、がんは周りの血管から栄養や酸素をもらって増殖しますが、徐々にがんが大きくなってくると、がんのかたまりの内部は、栄養不足になってきます。

この「飢饉《ききん》」を乗り切るため、がん細胞は、体に向かって、「新しい血管を作れ」というシグナル（血管新生因子《いんし》）を送ります。すると、近くの血管から新しく支流が伸び、がん専用の血管が作られます。

もともとヒトの体には、ケガなどで体が損傷《そんしょう》したときのために、血管を新しく作る機能が備わっており、がんはそれをうまく利用しているのです。

しかし、外から血管を引き込んでも、大きくなったがんのかたまりの内側では、低栄養状態が解消されません。すると、がんは、しぶしぶ「新天地」を求めます。

がん細胞はかたまりから離れ、血管まで移動して、血流にのって新たな繁殖地《はんしょくち》へと旅立ちます。これが「転移」です。

リンパ節は関所

血管のほかに、もう一つがん細胞の移動経路があります。それはリンパ管です。リンパ管は全身の組織のすきまにあって、不要な体液を回収して老廃物といっしょに静脈に戻しています。

リンパ節は、リンパ管のところどころに合計数百ある豆のような形をした器官で、関所《せきしょ》として働きます。ゴミを通さないフィルターみたいなものです。ここに数本のリンパ管が集まり、リンパ液を「ろ過」します。

ウイルスや細菌などの異物は、リンパ節でせき止められます。そこへ白血球やリンパ球などがやってきて、退治してくれます。このときリンパ節が腫《は》れるのは、風邪のときに経験しますね。

がん細胞も、リンパ節でせき止められますが、そこで増殖することがあります。これが「リンパ節への転移」です。

転移しやすい場所がある

「転移」はまるで、人口が増えて母国が食糧難になると、新天地を求めて移住するようなものです。

たいていのがんは移動中に死んでしまうと考えられていますが、住み心地のいい場所に落ち着くと、がんはそ

ひみつ 41 がんは新天地を求めて移住する

こに新たな植民地を作ります。血流は全身をめぐっていますから、一か所だけに転移することはまれです。

同じ「がん」といっても、性質は千差万別だとお話ししましたが、がんによって、転移しやすい場所も異なります。たとえば乳がんは、比較的小さい段階から骨や肺に小さな転移を起こしやすいと考えられています。また、大腸がんや胃がんは、消化管から栄養を運ぶ「門脈《もんみゃく》」という血管を介して肝臓に転移しやすいのです。

なお、乳がんの細胞が、肺に辿《たど》り着いて大きくなった場合でも、その腫瘍《しゅよう》はあくまで、乳がんです。「転移性肺腫瘍」とも言えますが、乳がんの性質を持ったままですから、ホルモン治療など、乳がん細胞に効果のある治療が行なわれます。がんの本籍地は変わらないというわけです。

さて、骨に辿り着いたがんは、新たな試練に直面します。骨は、堅《かた》くて住みにくい場所なのです。すると、あろうことか、がん細胞は、骨を壊す役割をする細胞に「骨を壊せ」というシグナルを送ります。

がん細胞からの指令によって、壊れてやわらかくなった骨は、がんにとっては、フカフカのベッドです。こうして、がんは、骨を安住の地に変えて、さらに増殖していくのです。

転移したがんは部屋の外へ出た鳥

一般に、がんが転移すると、完治はむずかしくなります。早期のがんの治療は、鳥かごのなかの鳥を捕まえるようなもので、比較的簡単です。

リンパ腺にまで転移したような、ある程度進行したがんは、鳥が鳥かごから出て、部屋のなかを飛び回っているようなものです。鳥かごに入っているときよりは大変ですが、がんばれば捕まえられるでしょう。

ひみつ 42

転移してもがんの「本籍地」は変わらない

他の臓器に転移したがんは、鳥が部屋の窓から大空に出て行った状況に似ています。こうなると鳥を捕まえることはむずかしくなります。

それでも、たまたま鳥が部屋に戻ってくる可能性はゼロではありません。これが、末期がんからの「奇跡の生還」です。こういった奇跡は、しかし、望んで得られるものではありません。

がんが転移すると、大腸がんの肝臓転移など一部例外はあるものの、治癒はむずかしくなります。この点で、がん治療は、転移する前の最初の治療が重要で、一発勝負、「敗者復活戦なし」の非情な闘いと言えます。

がんはどんどんタチが悪くなる

がんの治療がむずかしいのは、少し変異しているとはいえ、がんが私たちとほぼ同じDNAを共有しているからです。免疫にとっては異物と思いにくく、手ごわい相手です。

しかも、がんは体のなかで「進化」するのです。

がん細胞は、もともとはみな同じＤＮＡですが、分裂して増えるうちに細胞のコピーミスを起こし、次第に多様なＤＮＡを持つようになります。

このうち、「弱いがん細胞」は、免疫による攻撃や、がん治療に負けて、死んでいきます。しかし、なかには、治療に屈することなく生き残る「強いがん細胞」もいます。

たとえば「Ａ」という抗がん剤を使った場合、一時的にがんが小さくなったり、腫瘍マーカーの値が下がったりします。しかし、「Ａ」に負けない、少数のがんは生き残り、増殖するので、次第に「抗がん剤Ａ」は効かなくなっていきます。（「耐性《たいせい》を獲得する」と言います。）

次に「抗がん剤Ｂ」を使った場合にも、同じことが起こります。

ひみつ **43**

がん治療は敗者復活戦なしの一発勝負

このように、抗がん剤で治療すればするほど、がん細胞は淘汰《とうた》をかいくぐり、生き残ったがん細胞は鍛《きた》えられて強くなっていきます。がん細胞は、環境の激変のなかで生き延びてきた、私たち生物の「しぶとさ」を受け継いでいるのです。

ですから、がんの治療は、最初が肝腎なのです。まだ「がん」が鍛えられていない最初の段階で、完全に退治するのが一番というわけです。

これは「抗がん剤」に限ったことではありません。放射線治療でも手術でも同じことです。一度、放射線治療を行ない、再発した「がん」には、その後、放射線治療は効きにくくなります。

逆に言えば、あまり治療しなければ、「がん」は鍛えられることはなく、住処《すみか》であるその人の体に、牙を剝《む》かないこともあるのです。実際、ご高齢などの理由で治療をせずに放置した場合、がんが進行しても、案外、症状は出ないものです。

「がんの治療」によって「がんによる死」が苦しいもの

になってしまうことがあるのは、医師として、とてもつらいところです。

がんの治癒は5年生存率がめやす

手術や放射線治療によって、がんの病巣を体から取り除いた場合でも、小さながん細胞を取り逃しているかもしれませんし、治療する前にすでに血流にのってがん病巣を離れ、体のどこかに潜《ひそ》んでいるかもしれません。

そもそも、がん細胞は体のなかで毎日数千個が生まれているので、「完治」が定義しにくいのです。

普通は、治療後5年間再発しなければ、まず大丈夫だろうと考えて、「5年生存率」（がん治療から5年経った時点で患者さんが生きている確率）を治癒率として使っ

ひみつ 44 がんは治療で「強く」なる

ています。１００人の患者さんを治療して、５年後に87人の方が生きておられたら、５年生存率＝87％です。

５年生存率で言えば、①甲状腺がん、②前立腺がん、③大腸がん、④乳がん、⑤肺がん、⑥肝臓がん、⑦膵臓《すいぞう》がんの順で、数字が大きいほど悪質です。

理由はよく分かりませんが、経験的には、肺がんなどの５年生存率があまり高くないがんでは、５年以後の再発はめったにありません。

他方、乳がん・前立腺がん・大腸がんといった比較的治りやすい（５年生存率がよい）がんでは、５年、10年してからも再発の可能性が残ります。

乳がん、前立腺がんでは、体のどこに潜んでいたのかはよく分かりませんが、治療後20年以上経って再発することもあります。そのため、乳がんや前立腺がんでは、「10年生存率」をもって治癒率と考えることが一般的です。

悩ましいのは、同じ臓器からできるがんでも、タチの悪さが違うことです。たとえば、治りやすいがんの代表格である「甲状腺がん」では、大多数は非常に進行が遅い「分化型腺がん」なのですが、まれに「未分化がん」ができます。このタイプは、すべてのがんのなかで、もっとも手に負えません。ただ、未分化甲状腺がんは、非常にまれながんで、30年がん治療医をやってきた私も、数人の患者さんしか診ていません。

ひみつ
45 同じ臓器からできるがんでもタチの悪さがちがう

第四章

子どものがん

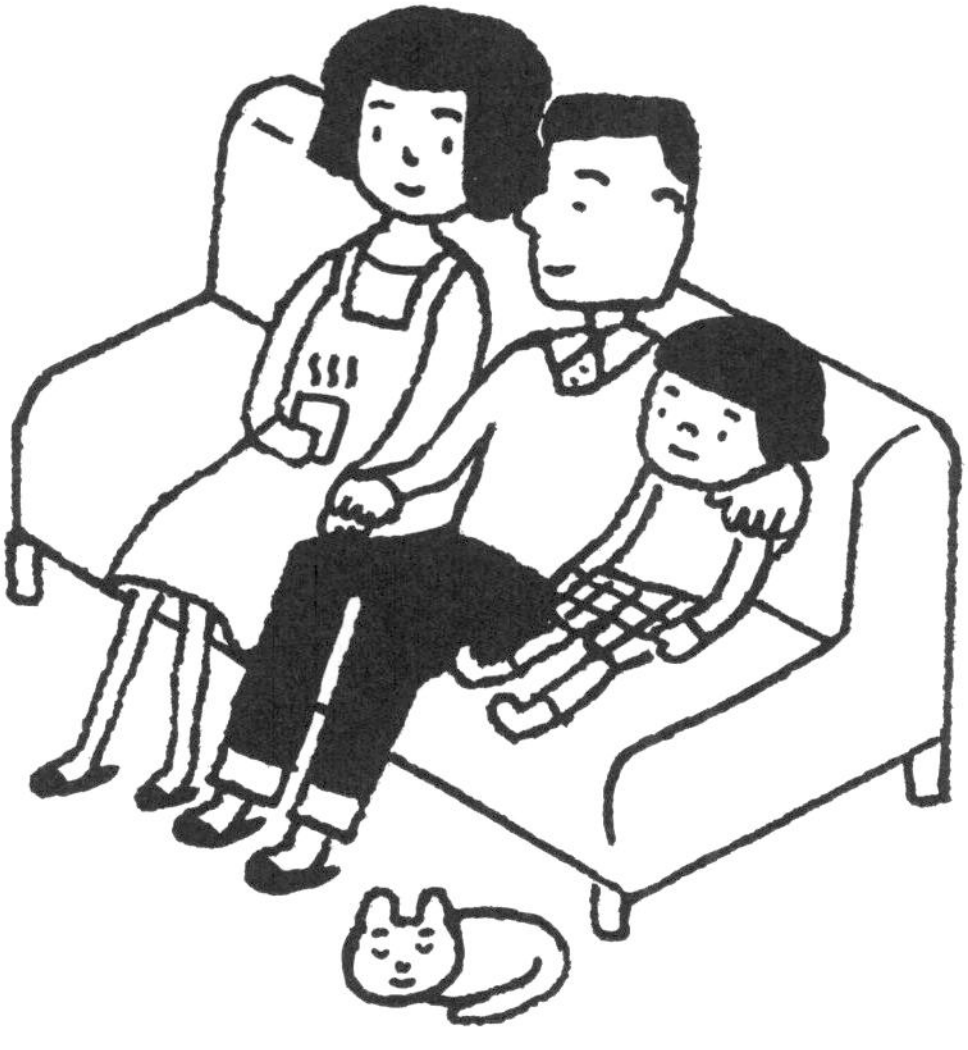

小児がんの治癒率向上

これまでお話ししてきたことは、成人した大人が中心でした。この章では、しばしし、子どものがんについて取り上げます。というのも、東京電力福島第一原子力発電所の事故を受けて、子どものがんについて心配していらっしゃる方も多いからです。

子どものがんについては、成人のがんに比べて発生率が低く、これまであまり話題にされてきませんでした。若い年齢でつらい治療や死に向き合わねばならないのは、あまりに過酷なことですから、口にしづらい雰囲気もありました。

しかし、ここ20年の抗がん剤の長足の進歩のおかげで、以前は3割だった小児がんの治癒率は、7割まで向上しています。ドラマなどの影響で「不治《ふち》の病」の印象が強い小児がんですが、治る確率は高くなってきています。

ひみつ 46

小児がんは治る確率が高くなっている

大人のがんと異なる「小児がん」

小児がんは、15歳未満の子どもにできるがんの総称で、日本では毎年約2500人が小児がんに罹《かか》っています。子どもの死因としては、「不慮の事故」に次ぐ2位です。

小児がんでもっとも多いのは白血病で、およそ4割を占めます。ついで、脳腫瘍、神経芽細胞腫《しんけいがさいぼうしゅ》が続きます。

成人でおなじみの胃がん、肺がんなどは、臓器の表面の粘膜などから発生しますが、これらは子どものがんではほとんど見られません。子どもでは、筋肉や骨、神経、血液など、体の深いところからできる「肉腫《にくしゅ》」が多いのが特徴です。そのため、早期発見がむずかしくなります。

なぜ、子どもではがんのタイプが異なるのでしょうか。子どものがんは「細胞の老化」によって起こるのではないからです。

なぜ小児においてがん化（通常細胞ががん細胞に変異すること）が起きるのかは、あまりよく分かっていません。小児がんの一部のタイプには遺伝性のものもありますが、遺伝的な素因があっても発病しないこともあります。生活習慣とも関係がありません。

小児がんを抱えて生きる

体の奥にできることが多いこと、細胞分裂のスピードが速いことから、小児がんは、気づいた時には進行していたというケースが多くなります。

しかし、小児がんでは、大人に比べて「抗がん剤」や「放射線治療」が効きやすいという特徴があります。

第三章で、胎児の指が作られるさい、水かきがアポトーシス（自死《じし》）を起こして消えるという話をしました（91ページ）。大理石を削《けず》っていって彫刻を作り上げるようなもので、タイミング良く、不要な細胞が死んでいくことで、胎児の体ができあがります。そのため、成長過程にある子どもでは、まだアポトーシスを起こす能力が残っており、抗がん剤や放射線の攻撃を受けたがん細胞が、死んでいきやすいとも考えられています。

特に「神経芽細胞腫」では、新生児の場合、発育段階の神経細胞にアポトーシスの機構が温存されており、がん細胞が自然に死ぬ「自然消退《しょうたい》」が起こることもまれにあります。

小児がんは１９７０年代まで有効な治療法がなく、亡くなる割合が高かったのですが、前述のとおり、いまでは７割以上の子どもが治癒しています。そのため、小児がんを克服した人の数は年々増えており、現在、20代の約１０００人に１人が「小児がんサバイバー」であると言われています。

ひみつ
47 小児がんは抗がん剤や放射線が効きやすい

その一方で、治療の後遺症は、成人のがんよりずっと深刻です。成長期に治療を受けることで、数か月〜数年後に成長ホルモンや性ホルモンが低下して、低身長や不妊、骨粗鬆症《こつそしょうしょう》などさまざまな後遺症が生じます（晩期《ばんき》障害）。現在では、なるべく晩期障害が起きないように治療を工夫していますが、国の調査では、小児がん治療後の女性の50％、男性の64％の方が後遺症に苦しんでいることが分かっています。

なお、白血病の放射線治療では、全身に合計12シーベルト（1万2千ミリシーベルト）もの放射線を照射することがあります。骨髄《こつずい》移植の準備のためです。

これまでのデータでは、全身照射を受けた白血病患者さんの5〜10％に、治療後の「二次がん」（もとのがんの治療後に、その治療が原因となって発症する別のがん）が見つかっています。まだ骨髄移植がはじまって20〜30年ですので、これからもっと増える可能性もあります。小児がんの治療によって、やむを得ず、別のがんができるリスクを高めてしまうことになるわけです。がんのリスクを抱えて生きる人々をサポートする社会を作り上げることが大事です。

２０１２年に見直された国の「がん対策推進基本計画」にも、新たに小児がん対策がもりこまれ、5年以内に小児がん拠点病院を整備することなどが掲げられました。

生きものがみな等しく雨の恵みに潤《うるお》うように、全国どこでも平等な医療が受けられる——日本は「医療の均てん化」を目指してきました。しかし、それではうまくいかない医療もあります。症例数が少ないため治療経験がなかなか蓄積されない小児がんはその典型です。

そこで、特定の病院に患者さんや専門医を集約し、治療の質を高める「医療の集約化」に舵《かじ》を切ったのです。

このような小児専門病院は全国的に数が少ないので、遠方の病院へ入院しなければならないことが多くなりま

ひみつ
48
小児がん医療は均てん化から集約化へ

す。長期入院する子どもさんが家族に会えるよう、一部の生命保険会社や企業が、病院のそばに安価な宿泊施設（ペアレンツハウス）を建てるサポート活動を行なっていますが、社会貢献としてとても意義があるものです。

少子化のなかで、子どもの命を大切にしようという姿勢が、より求められると言えるでしょう。

福島第一原発事故と小児甲状腺がん

2011年3月に起きた福島第一原発事故では、日本で初めての大規模な放射性物質の放出・拡散・沈着があり、多くの人が避難を余儀なくされました。

現在、原発作業員のみなさんの懸命の努力によって、放射性物質の放出はほぼなくなっています。半減期8日の放射性ヨウ素（ヨウ素131）はとうに消えてしまっており、残るのは放射性セシウム（セシウム134と137）です。

1986年のチェルノブイリ原発事故では、放射性ヨ

ひみつ 49 チェルノブイリと福島はちがう

ウ素を含んだ雨が牧草地に降り、これを食べた牛のミルクに大量の放射性ヨウ素が含まれました。

旧ソ連政府は、事故を数日間、公表もしませんでしたし、食品の流通規制も遅れました。そのため、放射性ヨウ素の含まれたミルクを飲んだ4歳以下の小児の1％近くが、甲状腺になんと10シーベルト（1万ミリシーベルト＊）以上の線量を浴びてしまったのです。

＊この数字は、人体の局所に対する被ばくの影響を見積もる「等価《とうか》線量」であることにご注意ください。一般に被ばくの健康影響の尺度には、単位は同じ「シーベルト」を使いますが、全身への影響を見積もる「実効線量」によって示すので、これとは異なります。以降、等価線量にはアスタリスク（＊）をつけます。

この事故後、5～10年で小児甲状腺がんが急増し、合計6800名にも達しましたが、10年目以降は発症率が元の水準に戻りました。

甲状腺がんは治りやすいがんであることは別のところで述べた通りですが（69ページ、106ページ）、チェルノブイリの事故で小児甲状腺がんになった約6800人のうち、残念ながら15人が亡くなりました。

ただし、チェルノブイリでは、小児甲状腺がん以外には、小児、成人を問わず、いかなるがんの増加も確認されていません。

福島県の子どもの甲状腺検査

一方、福島では、事故直後から、避難や食品の流通規制が行なわれました。そのため、半減期が8日と短く、「初動」対応が大事な放射性ヨウ素についても、被害は最小限に食い止められました。

実際に、2013年1月の放射線医学総合研究所の推計では、1歳児の甲状腺《こうじょうせん》被ばく量は、もっとも高い地域でも9割が30ミリシーベルト*以下でした。

ひみつ 50

小児甲状腺がんの心配はほぼない

また、２０１３年３月には、環境省から他県との比較が公表され、福島県の子どもに甲状腺の異常がより多く見られるわけではないことも分かってきました。

チェルノブイリの子どもたちの甲状腺への被ばく量は約１００人に一人が１万ミリシーベルト*以上ですから、ケタが３つ違いますし、甲状腺被ばく量として、50ミリシーベルト*以下では、がんは増えていません。福島での子どものがんの増加は、まず心配しなくていいでしょう。

念のため、万一異常が生じた場合の診断・治療は早い方がいいので、福島県が実施している「県民健康管理調査」で検診を息長く続け、定期的な検査を受ける体制を維持するのが最良の選択です。

福島県でのセシウムの影響

では、放射性セシウムについてはどうでしょうか。

福島や全国の家庭で食べている食事を一食余計に作ってもらい、放射性セシウムの量を精密に量《はか》ったところ（陰膳《かげぜん》検査）、福島県でも、一年間の食事による生涯の内部被ばくは、中央値（データを大きさの順に並べたとき、中央に位置する測定値）で０・０２３ミリシーベルトでした。他の調査でもおおむね福島県の人々の内部被ばく量は０・１ミリシーベルト以内であることが分かっています（どちらの数字も生涯にわたる被ばく量、預託実効線量）。

一方、外部被ばくについては、6割がたが年間1ミリシーベルト以内。99％が10ミリシーベルト以内にとどまっています。

福島県内では、被ばくの量としては外部被ばくの方が多いものの、実際にがんが増えるレベルではないことが分かりました。

　ちなみに、内部被ばくをとりわけ恐れる必要はありません。内部被ばく1ミリシーベルト、外部被ばく1ミリシーベルトなら、ともに同じ影響です。なぜなら、「シーベルト」とは、被ばくによる健康影響の尺度だからで、内部被ばくと外部被ばくは単純に合算できるわけです。

　チェルノブイリの避難民の被ばく量は、平均で、30ミリシーベルトを超えていました。それでも、放射性セシウムによる発がんの増加は、25年経った今も確認されていません。

　このことから、私を含めて多くの医者が、福島県でがんが増えることはないだろうと推測しています。

ひみつ

51 福島県でがんは増えない

ベースラインを知ることが大事

ただ、見かけ上は、福島でがんが増えるかもしれません。それは、第二章でご説明した、「過剰診断」の問題があるからです。韓国で、女性の甲状腺がんが一位に押し上げられたのは、甲状腺がんになる人が増えたためではなく、単に検診受診者が急増したためでした。これと同じことが福島でも起こるかもしれません。

精査すればがんが発見されてしまう、その結果、本来は必要なかったはずの手術が行なわれてしまう、という問題が出てくるおそれがあるのです。

2011年以来、福島県では放射線の影響の有無を調べる県民健康管理調査が行なわれていますが、いま検査している目的の一つは、「原発事故以前」の甲状腺等の状態(=ベースライン)について知るためです。

がんが検査で見つかるまでには、5~10年以上の時間がかかるということは前に述べました。言わば「潜伏期間」があるのです。

広島と長崎の被爆者の疫学的な知見や、放射線治療医としての臨床経験からも、放射線が誘発するがんの潜伏期間は、白血病では最低で2年から最長で40年、そのほかのがんでは5年～生涯と言われています。

ですから、いま検査で見つかる甲状腺の嚢胞《のうほう》（液体の入った袋）などは、原発事故以前にすでに体にあったものです。（また、嚢胞はできたり消えたりするもので、ある期間をおいた経過観察が必須です。）

原発事故以前、つまり平常ではどのくらいがんが見つかるのかということが分からないと、原発事故以後にどのくらいがんが増えたのかを比べて知ることができません。いま行なわれているのは、そのベースラインを知るための調査なのです。

ひみつ 52
事故「以前」と「以後」を比べることが必要

２０１１年３月11日以降、「低線量被ばくの影響で、子どもの鼻血が増えた」といったデマがありましたが、例年（ベースライン）と比べて増えているのかどうかをまず確かめねばなりません。

また、福島第一原発所長の吉田昌郎《まさお》氏（現東京電力執行役員）が食道がんで所長を退任したとき、被ばくによるのではないかという憶測《おくそく》が飛びましたが、念のため数字を小さめに見積もっても、発がんまでには５年はかかるでしょう。医学的には因果関係は極めて低いと言えます。

リスクの「ものさし」を

すでに人口に膾炙《かいしゃ》していますが、「１００ミリシーベルトの被ばくでがん死亡の確率が０・５％増える」ということが、疫学的《えきがく》に明らかになっている事実です。これよりも低い線量の領域では、がんが増えるのか増えないのかは、グレーゾーンです。

グレーゾーンというのは、「もしかしたら、がんが、ものすごくたくさん増えることもあり得る」という意味ではなく、仮に増えたとしても統計に現れてこないほど微々たるものなので、「影響を検出することができない」ということです。

もちろん、「統計上は微々たるもの」とはいえ、人命がかかっているのですから、おろそかにすべきではありません。

しかし注意したいのは、リスクの大きさが肝腎《かんじん》ということと、放射線以外にもリスクはある、ということです。

たとえば、住み慣れた場所から避難することにはメリットもある一方、心理的・身体的ストレスというデメリットも伴います。

事実、福島の高齢者の死亡率は、避難によって3倍にもなりました。放射線を避けるために、より大きなリス

ひみつ 53 リスクは放射線以外にもある

クを冒すことになっては、元も子もありません。2年に及ぶ避難生活の結果、心身に不調を訴える方が多数あることは、いくらか報じられるようになってきましたがよく知られていません。大変深刻です。避難の後にも生活は続くのです。

たしかに被ばくによる発がんリスクは、大人に比べて、子どもでは2~3倍高いと言われています。ただし、100ミリシーベルト以下では疫学的に、子どもも含めて、がんが増えるというデータはありません。

一方、受動喫煙のほか、運動不足、野菜不足では、がんが増えることが、統計的に明らかになっています。最善の策を練るには、「さまざまなリスクを比較衡量《こうりょう》する「ものさし」」が不可欠なのです。

子どもたちについても、とりわけ外部線量が高い場所を除いて、外で遊ばせて大丈夫です。

検診、医療、がん教育を充実させていくことで、福島を日本一がんの少ない県にすることも、夢ではないのです。私も微力ながら、そのお手伝いをしていくつもりです。

第五章

後悔しないがん治療

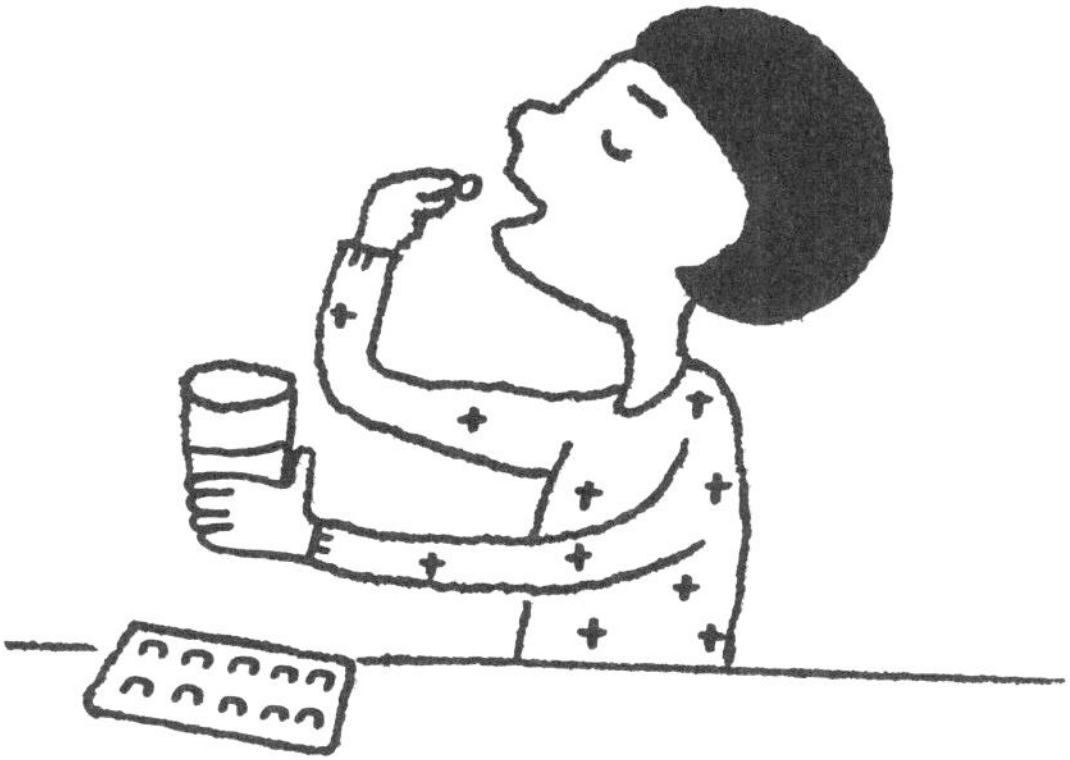

がんの進行度

第三章のおさらいになりますが、がんのかたまりがまだ小さく、もとの臓器にとどまっている段階なら、完治の可能性は高くなります。

さらにがんが進行すると、リンパ腺（リンパ節）へ転移します。この段階になると「進行がん」と呼ばれますが、まだ治療の望みはあります。

しかし、ほかの臓器に転移してしまえば、完治はむずかしくなります。

がんは一般にこのような経過を辿《たど》るので、がんの進行の度合いは、もとの臓器にあるがんの大きさ、リンパ腺への転移の程度、はなれた別の臓器への転移の有無によって表現します。

もとの大きさをT（tumor）、リンパ腺への転移の程度をN（node）、遠隔転移の有無をM（metastasis）で表す、TNM分類という方式がもっとも一般的です。「T2N

1M0」のように書きます。一般的にはT1〜T4（数値が小さいほど腫瘍が小さい）、N0（転移なし）〜N3（数値が小さいほどリンパ腺への転移の程度が軽い）、M0（転移なし）〜M1（転移あり）に分けられます。

これによって進行度（ステージⅠ〜Ⅳ）を表すのです。

ひみつ 54 転移すると完治はむずかしい

治療の第一歩は病院選びから

職場や自治体の健康診断でがんの疑いが出た場合、健康診断を受けた病院で渡されたリストにある病院で精密検査を受け、そのままそこで治療を始める人が大半です。

けれども、たとえ少々遠くても、なるべく精密検査の段階から、「がん診療連携《れんけい》拠点病院」（139ページ）など、がんの診療経験が豊富な病院を受診することもお勧めします。がん診療連携拠点病院は、各都道府県においてがん医療の中心を担う病院として厚労省が指定しています。

これらの病院は手術などを待っている患者が多いので、必要な治療が終われば、最寄りの一般病院などに転院したり、在宅医療に切り替えたりします。このように、必要に応じて医療機関を移るのが一般的です。

なお、よく書籍や雑誌で、「いい病院ランキング」といったものが特集されることがありますが、基準がまちまちなので、すべて信用することはできません。

たとえば、別の医療機関から紹介された難しい症例を扱う大学病院などでは、比較的簡単な手術を数多くこなす病院に比べて、治療率は下がってしまいます。病院ランキングは、参考程度に考えた方がいいでしょう。

ほぼ100％告知する時代

かつて、がんの告知はほとんど行なわれていませんでした。東大病院でも15年前までは、肺がんを肺にカビが生える「肺真菌症《はいしんきんしょう》」と患者さんに説明していました。昔は、日本式の「阿吽《あうん》の呼吸」で、漠然とした告知が行なわれていたのです。

時代は変わるもので、いまはほぼ100%告知するようになりました。

アンケートでも、自分ががんになったら「知らせてほしい」と答える人が8割を超えています。しかし、家族のだれかががんになった場合は、「知らせない」「どちらとも言えない」が、合わせて8割になります。家族の場合は、告知をためらってしまうのです。

ただ、病名を隠していても、本人はだんだん「がんではないか?」と気づき、疎外《そがい》感や不安を抱えることになります。

たしかに、がんと知った直後はたいへんなショックを

ひみつ 55 病院ランキングは参考程度に

受け、ふさぎこむのが普通ですが、ほとんどの人は時間が経つにつれ、徐々に事実を受け入れ、がんと向き合うようになります。

告知がなければ、本人の考えに合った治療法を選ぶことができません。それに、つらい治療を乗り切るには、患者さんが胸の奥で納得していることが必要なのです。

告知が「酷知」になるとき

現代の日本人は、死に対する準備ができていません。核家族化や病院死がすすみ、「死の練習」はむずかしくなりました。葬式仏教というように、宗教も形骸化《けいがいか》しており、死に瀕《ひん》した人の心を支える「死生観」もありません。

私たちは、残り時間まで告知される「新しい死」に、「素手《すで》」で立ち向かわなければならなくなりました。

ところが、最近の若い医師のなかには、「患者さん自身の情報なのだから、知るべきだ」とばかりに、初対面で「もう治りません」「転移があり、余命は3か月」などと、乱暴な告知をする医師もいます。

これでは、告知が「酷知」になってしまいます。

昔の医者は、患者さんのつらい部分を自分が背負うという気持ちがありました。いまは、患者さんに「そっちで持ってくれ」と投げ出している感があります。

患者さんのことを思えば、告知はやわらかなものになるはずです。

特に、つらい情報を一気に伝えるのではなく、時間をおきながら少しずつ告げる配慮も必要です。

余命は中央値

「余命」という言葉を、個々の人の生きられる残り時間を示すものと誤解している方がいらっしゃいます。

実際には、たとえば101人の同じ状態の患者さんがいたら、51番目に永《なが》く生きた人の生存期間を一般に「余命」としています。これを「中央値」と言います。

ですから、余命より短い期間で亡くなる人も、余命より長生きする人もいるのです。

いずれにしても、個人の余命そのものを正確に言い当てることはできません。それに、余命を告げられることによる精神的ダメージもはかりしれません。

私は、安易に余命を告知することには反対です。

ただし、残された時間がどの程度あるのかを知ることが患者さんや家族にとってプラスになるのであれば、医師に余命を参考として訊くこともあっていいでしょう。

インフォームド・コンセント

以前は「がん治療＝手術」でしたが、今は、がんの治療にもさまざまな選択肢があります。

どんな治療法を選ぶかは、患者さんの価値観やライフスタイルにかかっています。

医師に言われるままに治療を受け、悔いが残る結果になることもあるのです。後悔しないためには、医師から説明を受け、医師と相談しながら治療を進めることが必要不可欠です。これを「インフォームド・コンセント」と言い、現在では当たり前とされています。

主治医の話を聞くときは、メモをとって保存しておきます。念のため、了解を得たうえで、話をＩＣレコーダーなどに録音しておくといいでしょう。医学用語が分からない場合、医師に重要事項を書いてもらってもよいです。また、医師に訊きたいことがあるときは、要点を箇条書きにしてメモにまとめ、あらかじめ渡しておくなどの工夫をするといいでしょう。

特に、精密検査の結果を聞くときは、がんと診断されたショックで頭が真っ白になってしまうこともあるので、家族や信頼できる第三者に同席してもらうことをお勧めいたします。

がん情報戦――ウェブサイト・相談支援サービス

がんは「敗者復活戦なしの一発勝負」と言いました。転移してからでは完治が見込めないがんでは、最初の治療が肝腎になってきます。正しい情報は、闘病や介護の大きな助けになります。

「手術が必要なので、すぐに入院の予約を」と言われても、緊急入院が必要な病状でない限り、「家族と相談したい」などと伝えて、いったん帰宅しましょう。

見つかるまでに何十年もかかったがんですから、数日を焦《あせ》ることはありません。まずは落ち着いて情報収集をすることです。

全国のがん診療拠点病院（139ページ）内にある相談

支援センター（名称は診療所により異なります）では、研修を受けた看護師や社会福祉士が無料で相談にのってくれます。

相談支援センターは、地域の「患者会」の案内もしてくれます。病気のことを相談する相手がいなければ、同じ病気を抱える「先輩」に会ってみるのもいいかもしれません。

なお、インターネットは玉石混交《ぎょくせきこんこう》です。高額なわりに、科学的な根拠が薄い健康食品や代替療法を勧めるビジネスサイトも多く表示されます。公的な医療機関が運営している、信頼できるウェブサイトを参考にしましょう。

ひみつ 58

まずは落ち着いて情報収集を

便利なウェブサイト

国立がん研究センター　がん対策情報センター

「がん情報サービス」

http://ganjoho.jp/public/

がん研有明病院

「がんに関するサポート・ご相談」

http://www.jfcr.or.jp/hospital/conference/cancer/

日本対がん協会

http://www.jcancer.jp/

先端医療振興財団　臨床研究情報センター

「がん情報サイト」

http://cancerinfo.tri-kobe.org/

がんの相談支援サービス

がん診療連携拠点病院「相談支援センター」

http://ganjoho.jp/public/support/counseling_and_support_center/csc01.html

全国にある「がん診療連携拠点病院」の相談支援センター（名称は病院により異なる）では、研修を受けた看護師や社会福祉士が無料で相談にのってくれます。患者さんやご家族のほか、地域の方々はどなたでも利用できます。

国立がん研究センター　がん対策情報センター

「患者必携サポートセンター」

電話：0570-02-3410（ナビダイヤル）

平日（土日・祝日を除く）10時〜15時

がん患者さんやその家族に必要な情報を提供したり、「相談支援センター」を紹介する窓口です。相談は通信料を除いて無料です。

日本対がん協会
「がん相談ホットライン」
電話：03-3562-7830
毎日（祝日を除く）10時～18時
生活関連の電話相談です。相談は通信料を除いて無料で、原則20分です。

「がん＝手術」の時代は終わった

がん治療の三本柱である、「手術・放射線治療・化学療法（抗がん剤）」のうち、日本ではなんといっても「手術」が、がん治療の代名詞でした。

これには、かつて、がんと言えば「胃がん」だったことが背景にあると思います。胃がんは他のがんに比べてとても「手術向き」のがんなのです。胃が全摘《ぜんてき》（臓器を丸ごと摘出）できる数少ない臓器であることが主な理由です。また、開腹手術の際に、臓器がたいへん取り出しやすい位置にあることも手術向きの所以《ゆえん》です。

しかし、すでに説明したように、現在、胃がんは減りつつあります。いま増えている欧米型のがんには、放射線治療や化学療法（抗がん剤）、あるいはそれらの組み合わせ（化学放射線治療）も有効なのです。

前著『がんのひみつ』でも、日本の放射線治療の遅れを訴えました。それから5年が経ちます。放射線治療を受ける人はこの10年で2倍になっており、治療医の数も増えてきました。

そうは言っても、まだまだ十分ではありません。「がんの半分は放射線治療を受ける」というのが世界の常識ですが、日本では25〜30％程度の患者さんしか受けていないのが現状です。

「がんと言えば胃がん（＝手術）」だった時代のなごり

ひみつ59 「欧米型」のがんには放射線治療が有効

で、「がんと言えば外科」というイメージが強く、内科医——放射線治療医や、腫瘍《しゅよう》内科医（抗がん剤のスペシャリスト）が少ないというゆがみもあります。抗がん剤を、ほとんど外科医が投与している国は、先進国では、日本ぐらいです。

手術と放射線治療で同じ治癒率が見込まれる場合でも、日本では手術が選択されることが多いようです。たとえば子宮頸《けい》がんでは、欧米では8割がたが放射線治療を選びますが、日本では逆に8割近くが手術です。

なぜ日本では放射線治療が少ないのか、それは、第一に、市民・患者さんが選択肢を知らないからと言えます。車がトヨタでしか売っていないと信じている人は、日産車は買えません。

考えてみれば、人生は選択の連続のようなものです。そして、買うべきものの値段が高くなればなるほど、慎重に情報を集めてよく考えたうえで選ぶはずです。デジカメ、パソコン、車、家と値段が上がっていくにつれ、選択に時間をかけるはずです。

ひみつ
60
選択肢を知らない日本人

ところが、命がかかったがん治療では、選択肢の存在を知らないなんて、やはりヘンだと思います。

乳がんで、「乳房全摘手術《にゅうぼうぜんてき》」を受けた女優の樹木希林《ききききりん》さんも、治療法の選択で後悔していると、新聞の取材に答えています。

「治療方法について（医師に）話してもらったような気がするけれど、耳には入ってこなかったわ。動転していたわけではなく、なんだか具体的によく分からなかった。質問すればよかったんだろうけど、しつこく聞かれるのは嫌かな、という遠慮があってね。手術の判断はちょっと早まってしまいました。私の場合は、もっと、がんについて勉強してから、治療方法を決めても遅くはなかったの。放射線治療を選ぶという道もあったはず。がんについて無知のまま、すぐに全摘出しちゃったの」（一部省略：２００９年2月20日「産経新聞」）

がん治療で後悔しないため、ぜひ多くの方に、別の選択肢もあることを知ってほしいと思います。

セカンドオピニオン

現代の医療では、診療科の細分化・専門化が進んでいるため、一人の医師がすべての最新治療に精通していることはほとんどありません。ですから、医療機関や医師によって治療方針が異なるのは、よくあることです。

それに、外科の先生は外科手術を、放射線治療の先生は放射線治療をお勧めする傾向があります。トヨタのセールスマンがトヨタの車を勧めるのと同じです。

ですから、医師の勧める治療法は、長所と短所を納得できるように話してもらい、ときには別の医師の意見を求める必要もあるでしょう。これが「セカンドオピニオン」です。

特に、がんの完治をねらう場合には、手術か放射線治療を選択する必要があります。外科の先生のほかに、放射線治療の専門医の意見を聞くことをお勧めします。

セカンドオピニオンを持ち出すと、主治医の機嫌を損《そこ》ねるのではないか、と心配する人もいますが、遠慮する必要はありません。紹介状を書いてもらい、診療情報を入手しましょう。（診療情報がないと、もう一度はじめから検査をやり直さなければなりません。）

とはいえ、現実には「セカンドオピニオンを受けたい」と申し出ると眉をひそめる医師も存在します。そんなときは嘘も方便。「遠縁《とおえん》に医師がいるのですが、病気のことを聞きつけて、詳しく知りたがっているのです」と言えばいいのです。

ただし、セカンドオピニオン外来には健康保険が適用されないので、自費での受診になります。（病院によっ

ひみつ

61 遠慮なくセカンドオピニオンを求めよう

て異なりますが、30分で2万円位です。）

セカンドオピニオンを受けるときは、初回の治療を始める前、診断後3か月以内の早い時期にしましょう。治療が始まってしまうと、治療方針の変更はむずかしくなってきます。また一般的ながんでは3か月以上経つと治療が遅れ、マイナスが大きくなるからです。

手術のメリット、デメリット

がんの手術では、悪い部分だけを切ろうとすると取り残す心配があるので、がんの周りの正常組織もふくめて切除します。

がん細胞を体から完全に取り除くことができれば、がんは治りますから、治療法としては手術が最も直接的な方法です。たとえば早期の胃がんや大腸がんなら、ほぼ100％手術で治ります。

もう少し進行したがんでは、もともとのがん病巣《びょうそう》（原《げん》発巣《ぱっそう》）だけでなく、近くのリンパ節も一緒に切除します。

ただし、手術の時点ですでにほかの臓器へ転移していた場合は、いずれ再発してしまいます。

ですから一部の例外を除いて、ほかの臓器に転移したがんでは、手術が勧められることは、まずないはずです。

手術にもデメリットがあり、がんの周囲にある正常な部分まで切除するので、臓器や身体の機能が落ちてしまうことは避けられません。そもそも、外科手術は、患者さんに手術をしのぐ体力がなければ受けられません。また、乳がんや顔のがんなどでは、見た目が変わるので、精神的なダメージにもなります。

ひみつ 62 早期の胃がん・大腸がんなら手術でほぼ100％治る

低侵襲医療——ロボット手術

以前は、がんのまわりのリンパ腺を広く廓清《かくせい》しながら

（徹底的に取り除きながら）臓器を摘出することが正しいがん手術である、という不文律がありました。

　しかし、今は、切除部分をできるだけ小さくする努力が行なわれています。

　たとえば乳がんであれば、手術の後に放射線治療を行なうことで切除部分をできるだけ小さくする「乳房温存《にゅうぼうおんぞん》療法」が普及しています。従来の手術と同じ治癒率ながら、乳房の見た目を保てるのが利点です。

　また、胃がんや肺がんなどでは、早期で病巣が小さい場合は、お腹や胸を切り開かない「内視鏡《ないしきょう》手術」も普及してきました。

　たとえば内視鏡手術の一種、腹腔鏡《ふくくうきょう》手術では、腹部に小さな穴を数か所開け、「腹腔鏡」と呼ばれるカメラを挿入し、執刀医《しっとうい》はモニターを見ながら、穴に挿入した特殊な手術器具を使って手術します。傷口は数センチ程度なので、体の負担も少なく、入院も数日で済みます。

　このような、体への負担が少ない医療を、「低侵襲《ていしんしゅう》医療」と言います。

ひみつ 63

体に負担の少ない「内視鏡手術」

最近、低侵襲医療の領域では、医療用ロボット「ダヴィンチ」を使った手術が注目されています。

体に数か所の穴を開け、そこから内視鏡と手術器具を挿入するところまでは内視鏡手術と同じですが、手術器具は執刀医《しっとうい》の手の動きと連動した4本のロボットアームに装着されており、執刀医は手術台から少し離れた机で、3D映像を見ながらアームを遠隔操作します。

内視鏡手術は2D映像だったので距離感が分からず、技術的な難易度が高かったのですが、ロボット手術は細かい作業が可能で、正確かつ安全に、体の負担が少ない手術を行なうことができます。

ただし、ダヴィンチは一台3億円以上する医療機器。国内の導入台数はまだ少なく、昨年から前立腺がんの前立腺全摘手術が保険適用になった以外は、保険が利きません（2013年4月現在）。

放射線治療――

切らずに治す、もう一つの選択肢

次に、放射線治療についてご説明します。がんの放射線治療には、さまざまな利点があります。

まず、体にメスを入れないので、体の機能や美容を保てることです。たとえば喉頭《こうとう》がんでは、手術でも放射線治療でも治癒率は変わりませんが、放射線治療では声帯を切らないので、声を失わずに済みます。

乳がんでは、かつては乳房とその下の筋肉を根こそぎ切り取る手術が主流でしたが、いまは、前述の通り、腫瘍の周辺だけを手術で取り、乳房全体に放射線をかける「乳房温存療法《にゅうぼうおんぞんりょうほう》」が可能です。

直腸がんが肛門の近くにできると、手術後に人工肛門になる可能性がありますが、手術前に放射線をかけることによって、その可能性を減らすこともできます。

頸《くび》や喉《のど》のがん（喉頭《こうとう》がん）、食道がん、肺がん、子宮頸《けい》がん、前立腺がんなどは、放射線を中心とした集学的治療で完治させることができ、入院せず外来通院だけでできる場合も多く、治療効果は手術と同じくらいです。

ただし、がんの種類によって、放射線が効きやすいタイプと効きにくいタイプがあります。（胃や腸のがんは、放射線単独で完治することはまずありません。）

放射線治療は副作用が少ない

また、放射線治療の利点として、三つの治療法のなかで最も副作用が少ない点が挙げられます。

体の外から放射線を当てる「外部放射線治療」では、ただ台の上に寝ているだけでよく、治療中も痛くも痒《かゆ》く

ひみつ

64 体の機能や美容を保てる放射線治療

もありません。一回の治療時間は数分間。体の温度は1000分の1度も上がらないので、なにも感じません。

末期がんで、がんが骨へ転移した場合、痛みを取るために放射線治療が行なわれることがありますが、末期のがん患者さんにも使えるくらい、体の負担が少ない治療法なのです。

なぜ1000分の1度というわずかなエネルギーでがんが消えるのでしょうか。このわずかなエネルギーでもがんのDNAが切断されるため、がん細胞の分裂と増殖がうまくいかなくなるからです。

正常細胞にくらべて細胞分裂が盛んながん細胞では、放射線のダメージをより多く受けます。このことを利用したのが、数回に分けて放射線をかける「分割照射《ぶんかつしょうしゃ》」です。正常細胞は放射線照射後、やがてダメージから回復できるものが多いのに対して、がん細胞は回復できず、ダメージが蓄積していくのです。

また、放射線が照射されたがん細胞は、若干性質が変わるため、免疫細胞が異物を攻撃しやすくなるというメリットもあります。

　体の外から放射線をかける「外部照射」のほかに、早期の前立腺がんや子宮頸がんなどでは、小さな金属容器に密封した放射性同位元素（アイソトープ）を体内に挿入する「小線源《しょうせんげん》療法」も行なわれます。これは、できるだけ局所に放射線を照射することを目的としています。2～3日の入院で済むところも利点です。

　放射線治療は、手術、抗がん剤に比べれば副作用は少ないと言えますが、まったくのゼロではありません。

　放射線の副作用には二種類あり、一つは治療中、あるいは治療直後に、放射線を照射したところの皮膚が赤くなったり、吐き気、下痢、だるさなどが起きたりする急性の副作用で、一時的なものです。

　もう一つは、比較的まれですが、治療後半年から数年

ひみつ 65
放射線で「焼く」は誤解

経って照射したところに慢性の炎症が起こる晩発性《ばんぱっせい》の副作用です。治療法の工夫でずいぶん減ってきており、適切に対処すれば大きな心配は要りません。

なお、放射線は当たったところにだけ作用するので、腹部の治療で髪が抜けるといったことはありません。

最新の放射線治療――

強度変調放射線治療、粒子線治療

もし、仮に放射線をがん病巣だけに100％集中させることができれば、無限に放射線を当てることができ、がんは100％消え、副作用も皆無《かいむ》という、夢の治療が可能になります。

しかし、がんは体内にあって見えませんし、形も非常に複雑ですから、この理想は机上《きじょう》の空論にすぎませんでした。でも、最近では、画像診断やテクノロジーの進歩で、かなり現実的になってきました。その代表選手が「強度《きょうど》変調《へんちょう》放射線治療」です。

ひみつ 66

副作用が少ない「高精度」放射線治療

強度変調放射線治療では、通常の放射線治療で使う装置（リニアック／ライナック）を用いますが、出す放射線の強さを山脈のように変えられます。強度の違う放射線を、さまざまな角度から照射するのですが、その際コンピュータによって、正常な臓器に最も放射線がかからないパターンを厳密にシミュレーションします。これにより、副作用を減らし、照射量を増やすことができます。

以前は100万円近い治療費がかかっていましたが、保険適用になり、高額療養費の対象となったため、自己負担額は月に10万円以下となりました。

さらに新しい放射線治療として注目されているのが「粒子線《りゅうしせん》治療」です。粒子線治療には、「陽子《ようし》線」と「重《じゅう》粒子《りゅうし》線」の二つがあります。

一般的な放射線治療で使われる放射線は「X《エックス》線」と

呼ばれるもので、光の一種です。光は質量がないので、体を突き抜けてしまいます。がん病巣に照射したつもりでも、どうしてもがんの周りの正常な臓器にも当たって、副作用の原因となります。

ところが、粒子線治療の場合、質量のある「粒子」を放射線として使います。「陽子線治療」の場合は水素の原子核、「重粒子線治療」の場合は炭素の原子核を使います。

光とちがって粒子では、定めた目標で止まり、その先にほとんど影響を与えません。また、止まる直前で最大のエネルギーを放出します。スピードを出したクルマも壁に当たると止まるようなもので、がん細胞だけを狙《ねら》い撃ちできるのです。

逆に言えば、「局所」をピンポイントに狙う治療法なので、胃など、不規則に動く臓器には不向きです。また、がんがあちこちに広がっている場合は、効果が見込めません。

ただ、放射線の集中性は非常に優《すぐ》れていますので、がんの周囲の正常な臓器に与える副作用は小さくなります。

たとえば、小児がんなどでは、がん病巣周囲の骨などへの影響が小さいため、これまでのX線治療では問題になっていた「成長障害」も少なくなるメリットがあります。

また、これまでよりも、がん病巣に対して、より高い線量を照射することが可能となります。

陽子の12倍の重さがある重粒子（炭素原子核）は、ふつうの放射線がピストルだとすると、大砲のようなものです。X線の約3倍の治療効果があり、骨《こつ》軟《なん》部《ぶ》肉腫《にくしゅ》など、これまでのX線を使った放射線治療では治すのが難しかったがんにも効果が期待できます。

ただ、粒子線治療でも、がんのタイプによっては、通常のX線治療と同じくらいの治療効果しか得られないこともあります。たとえば、早期の前立腺がんでは、強度

ひみつ 67
陽子線・重粒子線はがん病巣を狙い撃ちできる

変調放射線治療でも、同等の治療効果です。刀で十分の敵に、わざわざ大砲を使う必要はないのです。

問題は、粒子を加速させるためには大がかりな装置が必要になることで、国内で稼働《かどう》しているのは、陽子線が6か所、重粒子線が3か所だけです。

粒子線治療は「先進医療」に指定されており、250～300万円の自己負担がかかります（数字はいずれも2013年4月現在）。また、どこの病院でも受けられるわけではないので注意が必要です。

化学療法と副作用——抗がん剤

手術や放射線治療で、がんのかたまりを取り除いても、治療前にがんが転移していたり、見えないほど小さながん細胞の取り残しがあったりして、がんが再発することがあります。

再発・転移したがんの場合、がん細胞が体のどこに広がっているか分からないので、一般に手術や放射線治療はお勧めできず、化学療法（抗がん剤）の出番となります。

化学療法は、抗がん剤などの薬が血流を通して全身に行きわたり、体内のがん細胞をほぼ均等に攻撃します。したがって、「局所」を攻撃するのには不向きで、手術や放射線治療の後で再発を防ぐためや、全身に転移したがんを少しでも小さくして症状を緩和し、延命するために行なわれます。

ひみつ
68
抗がん剤だけでは固形がんの完治は無理

化学療法単独では、白血病を除いて、完治は狙えません。白血病の場合は、がん細胞が血液中にバラバラに散らばっていて、抗がん剤が効きやすいのですが、がんのかたまり（固形がん）を消し去る力はないのです。

化学療法は、手術や放射線治療と組み合わせて行なわれることもあります。特に放射線治療と組み合わせることで、治癒率が大きく高まることが分かってきました。

歌舞伎役者の中村勘三郎さんを死に至らしめた食道がんの場合では、放射線治療単独では手術にかないませんが、放射線と抗がん剤を同時に行なう「化学放射線治療」では、手術と同等の治癒率が得られており、治療件数も増えています。

ただし、抗がん剤は正常細胞にもダメージを与えてしまうため、むやみな使用は副作用が強く出ます。

抗がん剤の副作用はさまざまです。最もよく見られるのは白血球の減少です。抵抗力が落ちて細菌やウイルスに感染しやすくなります。赤血球減少による貧血や、血小板の減少による出血にも注意が必要です。

女性に多く見られるのが吐き気や嘔吐《おうと》で、すぐに起きる早期のものと、数日経ってから起きる遅発性《ちはっせい》のものとがあります。不安があると吐き気が強くなる傾向がありま す。制吐剤《せいとざい》を飲む、治療後の固形物は控えるといった工夫ができます。

抗がん剤の影響は細胞分裂の盛んな組織に出やすく、髪の毛の根元にある毛母《もうぼ》細胞もその一つです。そのため、抗がん剤治療を開始して2～3週間で脱毛《だつもう》する場合があります。（抗がん剤の種類によって大きく異なり、個人差も大。）

そのほか、口内炎、下痢、便秘、また、手足のしびれ、手足に炎症が起きることがあります（「手足症候群」）。

副作用が強い抗がん剤では、患者さんの体調がすぐれないのに強行すればかえって悪影響が出ます。そのため、抗がん剤は効果と副作用のバランスを考えながら慎重に使うことが非常に重要です。実は、このさじ加減の名手こそが名医なのです。

もっとも、最近では吐き気をおさえる「制吐剤」や白血球を増やす薬も開発されていて、抗がん剤の副作用は以前ほどではなくなってきました。そのため、外来での治療も増えています。

ひみつ 69

抗がん剤は効果と副作用のバランスが重要

新しい化学療法——

分子標的薬・ホルモン剤

抗がん剤は副作用が大きいことがデメリットですが、21世紀に入り、がん細胞が持つ特定の分子をターゲットにする「分子標的薬」という薬が登場しました。

肺がんに使われる「イレッサ」や乳がんの「ハーセプチン」などが実用化されています。

従来の抗がん剤に比べて副作用は少ないものの、発疹、発熱、吐き気、下痢といった副作用があり、まれに心不全や消化管穿孔《せんこう》（穴が開くこと）といった重い副作用が起きることもあります。

そのため、腫瘍《しゅよう》内科医など、正しい知識と経験がある医師に処方してもらう必要があります。

分子標的薬のほかに、ホルモンの作用を抑える「ホルモン剤」も使われます。乳がん、子宮体《たい》がん、前立腺がんなど、がんの増殖に性ホルモンが関わるがんに対して、言わば、兵糧《ひょうろう》攻めによってがんの進行を抑えるのです。
ただ、分子標的薬でもホルモン剤でも、がんのかたまりを消すことはできません。あくまで補助療法として行なわれます。また、がんの末期の場合、延命効果も数か月にとどまる場合がほとんどです。

最先端の分子標的薬は開発コストが厖大《ぼうだい》となるため、薬価が非常に高くなります。月々の医療費が数十万円を超えることもまれではありません。

保険が認められている場合、高額療養費の対象になりますから、個人の支払いは数万円で済みますが、健康保険組合の財政、あるいは、国の国民皆保険の根幹をゆるがしかねない大きな問題になる可能性があります。

ひみつ 70 がん細胞だけをターゲットに攻撃する「分子標的薬」

第4の治療法——免疫療法

近年、手術・放射線治療・化学療法の3本柱に次ぐ第4の治療法として注目を集めているものに、「免疫療法」があります。

ヒトを含む生物の免疫には、もともと体にとっての異物を攻撃する働きがありますが、その働きをさまざまな形で援助してやることで、がんを退治しようという戦略です。

たとえば、患者さん自身の免疫細胞を体から取り出し、がん組織や薬剤によって刺激を与え、攻撃力を高めた上で体内に戻すといった方法があります。

よく用いられる免疫細胞は、がん細胞を直接攻撃する「Tリンパ球」のほか、Tリンパ球にがんを攻撃する指示を与える司令塔役の「樹状細胞」などです。

ただ、ほとんどが保険診療との併用ができない「自由診療」のため、施設によりますが一回30万~150万と高額になることが多いのです。また、厳密な臨床試験が行ないにくいためデータが乏しく、批判的な意見も少なくありません。

ここ数年は「がんワクチン療法」が話題です。がん細胞は免疫からみて異物と認識されにくいので、がん細胞特有の〝目印〟となる物質（がん抗原ペプチド）を「ワクチン」として接種することで、リンパ球ががん細胞を認識しやすくするのです。現在、国内外で科学的な臨床試験が進み、徐々に有効性が確かめられています。

いずれにしても、現状の免疫療法では、大幅な延命やがんの完治が得られるわけではありませんから、十分な注意が必要です。

ひみつ
71
免疫療法の効果は限定的

サプリメント・健康食品の落とし穴

2005年に発表された厚生労働省の調査では、がん患者さんの5割近くが代替療法《だいたい》を利用していて、代替療法を利用している人のうち9割以上が健康食品、サプリメントを選んでいるという結果が出ています。

けれども、実際にがんの進行を遅らせる効果が証明されたことはありません。その可能性があるのなら、新薬開発に日夜しのぎを削《けず》る製薬会社が見逃すはずはなく、とっくに標準的な医療に取り入れられているはずです。

なかには、藁《わら》にもすがる気持ちのがん患者さんに、「がんが消えた！」などの誇大広告で法外な値段の商品を売り込む悪質な商売もあります。

治癒の見込みがあるのに代替療法だけに頼るのは自殺行為であることはもちろんですが、治療と並行して行なう場合にも、服用中の薬に影響を与えたり、副作用が出たりするおそれがあります。かならず主治医に相談してください。

サプリメントに患者さんが頼るのは、医師が、患者さんの気持ちを支えていないことの裏返しなのかもしれません。

ひみつ 72

サプリメントは効果なし

第六章
がんの「痛み」を取り除く

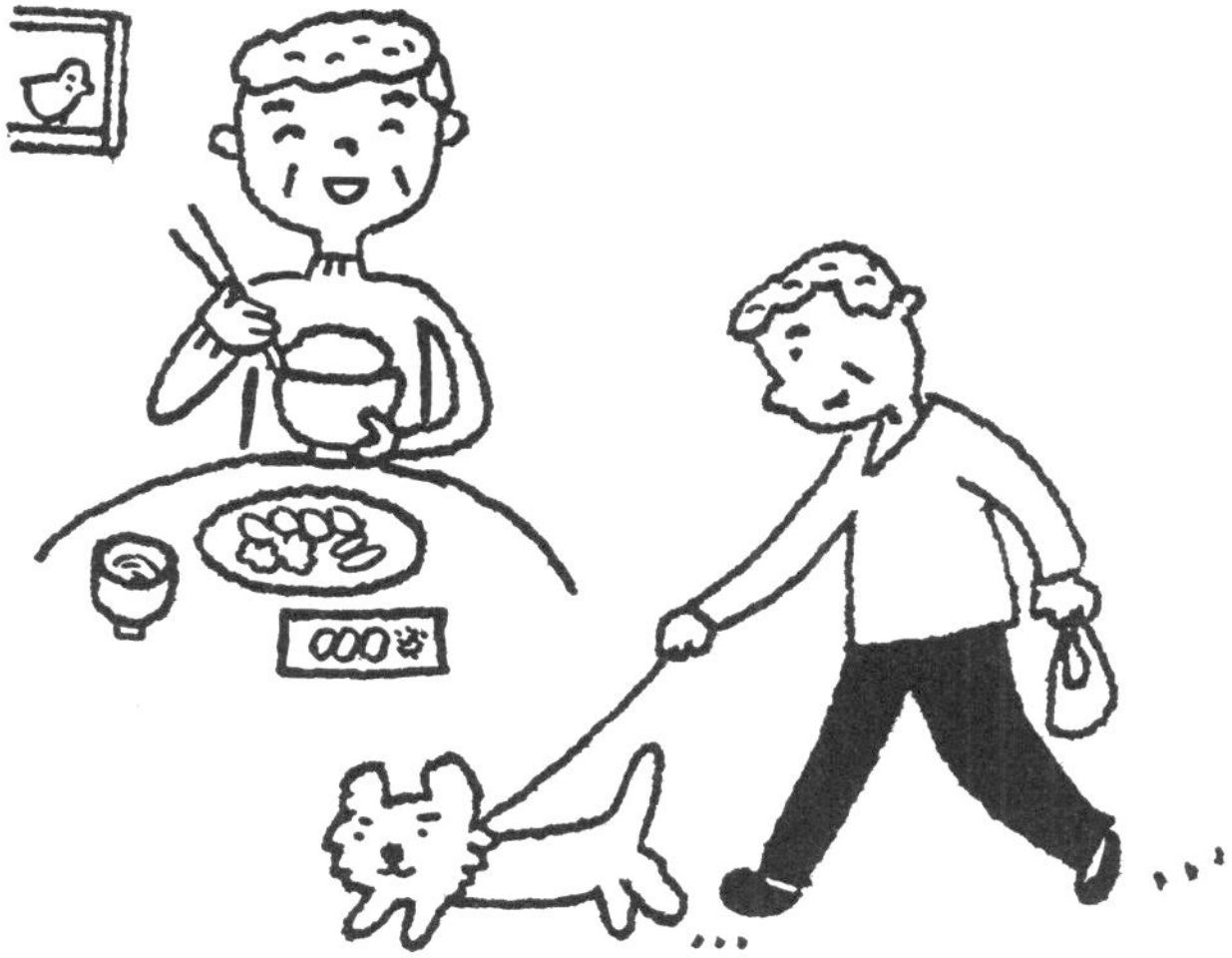

「痛み」が見逃されている

日本はこれまで、「がんを治す」ことに力を注いできました。いかにがんを小さくするか。いかに5年生存率を高めるか。まさに、勝ち負け重視の医療です。そのため、患者さんの抱える「つらさ」を、見過ごしてきた面があります。

「がんなのだから、痛みはあるのが当然」、「痛みをガマンすることが、治療を頑張ることだ」、「つらいなどと医者に言うべきではない」――そう思い込んで、痛みやつらさを医者に訴えずにいる患者さんも多いのです。

私も子どもの頃、母親に「痛い」と言うと、「ガマンがいちばん」と言われたものでした。日本人には、痛みをガマンすることが病気を治すことにつながるという誤解があるのかもしれません。

しかし、それは間違っているのです。がんの痛みは治療できる症状です。

ひみつ
73
がんの痛みをガマンする必要はない

欧米では、がん患者さんの抱えるさまざまな痛み・つらさを和《やわ》らげることを主眼として、緩和ケアの考え方が確立されています。

緩和ケアとは、苦痛を和らげることで、がん患者さんと、その家族の生活の質（クオリティ・オブ・ライフ）を保つ方法です。

日本でも、ようやくがんに関わる医師に対して「緩和ケア研修」が行なわれるようになり、徐々に医療現場の体制も整いつつあります。（私は放射線科の治療医ですが、同時に、緩和ケア診療部の責任者でもあります。）しかし、まだ十分ではなく、医師の認識にもばらつきがあります。

痛みや、気になることがあったら、遠慮せず、主治医に伝えましょう。痛みは本人にしか分からないことです。

症状が病変などの発見につながり、診断・治療や予後《よご》（治療後の病気の経過）を左右することもあります。

具体的に、「いつから、どこが、どんなふうに、どのくらい」痛むのかをメモにしておくといいでしょう。

これから「がんと痛み」について、少しお話ししようと思いますが、日本でも、はやく「がんでも痛まない」が常識になる日が来ることを願っています。

がんの痛みは取った方が長生き

「痛みが出るのは自然なもので、クスリで痛みをとるのはよくない」と漠然と感じている人がいますが、がんの痛みはなくしてよい、なくした方がよいのです。

けがや、やけどをすると、人は手や足をひっこめたり、かばう動作をします。この場合、痛みは危険信号の役割を果たしています。しかし、がんの痛みにはそのような意味はなく、まったく無用なものです。

がんの痛みを和らげる方法の主流は、モルヒネ、あるいは類似の薬物（医療用麻薬）を主に飲み薬として服用する方法です。

麻薬と聞くと、薬物中毒など悪いイメージがあるようですが、医師の指示に従って、口から飲んだり、皮膚に貼ったり、ゆっくり注射したりする分には安全です。中毒などになることはまずありません。

それなのに、日本ではモルヒネの使用量は、先進国のなかで最低レベルです。

モルヒネとその関連薬物である、医療用麻薬（オピオイド）全体について言えば、日本の使用量は米国のなんと27分の1程度で、世界平均以下です。

日本では、大学病院ですら、末期がんの患者さんの半数近くが、痛みで苦しんできました。多くの日本人が、激痛のなかで人生の幕引きをしていることになります。

ひみつ 74

日本の医療用麻薬の使用量はアメリカの27分の1

「中毒になる、だんだん効かなくなる、寿命が縮まる…」といった誤解があるようですが、まったく根拠はありません。

むしろ、がんの痛みはとった方が長生きする傾向もあります。

痛みをとることによって、食事もとれ、睡眠も確保できますので、当然と言えば当然です。激痛のある末期の膵臓《すいぞう》がん患者さんを対象とした無作為《むさくい》比較試験でも実証されています。

骨に転移したがんは、強い痛みの原因になりますが、放射線を当ててがんを小さくすることで、痛みをとることができます。また、痛みの原因となる神経を麻痺《まひ》させる「神経ブロック」という処置をすることもあります。

「心の痛み」をケアする

これまでの考え方は、抗がん剤などを使えるうちは治療に専念し、打つ手がなくなってはじめて緩和ケアに移

ひみつ
75
緩和ケアは診断されたときから

行するというものでした。

ですから、「緩和ケア」と聞くと、「終末期にのみ受ける医療」と誤解されている方も少なくありません。

しかし、最近では、診断を受けた直後から緩和ケアを受けることが大事だと考えられるようになってきました。

そのため、2012年に見直された「がん対策推進基本計画」にも従来の「初期からの緩和ケア」に代わって、「診断時からの緩和ケア」が盛り込まれました。治療と緩和ケアは同時並行で行なわれ、病状によって、ウェイトが変わってくるだけなのです。

「治癒《ちゆ》」ということばがありますが、「治す」と「癒《いや》す」を両方ほどこすことが大事だという先人の知恵でしょう。

痛みは体の苦痛ばかりではありません。実際に、早期の場合、体の痛みはありませんが、告知による心の痛みはあるはずです。加えて、勤労世代であれば仕事のこと、家計のこと、また、年齢を問わず家族のことや死への不安等々、不安材料は山ほどあるのです。

実際に、早期から患者さんの心の痛みをとった方が、延命になり、抗がん剤投与の回数も少なくて済むことが分かってきています。

転移のある肺がんの患者さんでの無作為比較試験（多数の患者さんを治療A、治療Bにくじ引きで割り当て、治癒率を比較する試験）があります。

ここでは、通常の抗がん剤治療に加え、必要な時にカウンセリングなど心のケアを施したグループと、患者さんの要請のあるなしにかかわらず、一律に心のケアを行なったグループに分けて比較したところ、一律に心のケアを受けたグループの方が、約3か月の延命効果がありました。これは、最新の分子標的薬と同じくらいの効果です。

また、このグループでは、うつ症状などが少ないばかりか、抗がん剤の使用量も少なくなっていました。

がん診療では、治療とケアは、「常に」両方とも必要なのです。

また、病気のことを忘れて心から楽しむ時間を持つことも大事です。

前立腺がんと診断された間寛平《はざま》さんは、放射線治療とホルモン療法を受けながら、マラソンとヨットで地球を一周する「アースマラソン」を走りぬきました。

「静かに養生《ようじょう》するのが一番」と誤解する方も多いのですが、骨への転移で骨折する危険がある場合などを除いて、実は、生活上の制限はほとんどありません。

むしろ、おいしいものを食べ、可能な範囲で適度な運動をした方がいいのです。

ひみつ 76
心のケアを行なった方が延命になる

緩和ケアを受けるには

緩和ケアを受けるには、①緩和ケアチームによる診療、②緩和ケア外来、③緩和ケア病棟への入院という、三つの方法があります。

①緩和ケアチーム

全国のがん診療拠点病院には、すべて緩和ケアチームがあります。一日あたり4000円×健康保険の自己負担率の費用が掛かります。

治療を受けている医療機関に緩和ケアチームがないときや、主治医が緩和ケアにくわしくないときは、相談支援センター（139ページ）に相談してみましょう。

②緩和ケア外来

緩和ケアは、退院後でも外来で受けられます。

③緩和ケア病棟（ホスピス）

抗がん剤治療の効果がなくなり、体力的にも治療がむずかしいとき、つらい症状を緩和し、おだやかに過ごすための場所です。症状を和らげるための放射線治療や外科治療を行なうこともありますが、がんの縮小を目的とした治療は行なわれません。

ただ、緩和ケア病棟は全国的に数が少ないため、１〜２か月待たなければならないことが多いのが現状です。

高額という印象もありますが、緩和ケア病棟は保険が利きます。一日あたり４万７９１０円（30日以内の場合）×健康保険の自己負担率で、３割負担ならひと月約43万円になりますが、「高額療養費制度」を利用できます。ただし、個室料などは自己負担となります。

最期をどこで迎えるか

がんの完治が望めない場合、「がんと共存しつつ、できるだけ長く、しかも、快適に生きる」という戦略に切り替えます。

がん診療連携《れんけい》拠点病院（139ページ）のような病院は、入院待ちをしている患者さんが多く、緊急の治療が終わった後は、退院しなければなりません。その後は、自宅療養など、いくつか選択肢があります。

アンケートでは、5割以上の方が自宅で亡くなることを望まれていますが、実際には、9割近い方が一般病棟で亡くなっています。

自宅療養

大病院を退院したあとも病院は変わらず（転院せず）、可能な限り、通院で治療し、容体《ようだい》が急変した場合に入院します。緩和ケア外来へ通院することもできます。

ひみつ

78 終《つい》の住処《すみか》もさまざま

最寄りの中小規模の病院への転院

専門的ながん治療はできないところが多いものの、容体の急変への対応が可能で、抗がん剤・緩和ケアが受けられるところもあります。（回復期リハビリテーション病院や、療養型病院など、目的に応じて。）

緩和ケア病棟への入院

一般病棟では緩和ケアの理解が薄いスタッフもいますが、緩和ケア病棟は心身の苦痛緩和が専門です。

在宅医療

在宅医療は、通院治療がむずかしくなったときに、在宅で、医師や看護師、薬剤師等が定期的に訪問して医療を行なう訪問診療のことです。

住み慣れた家で家族や友人と過ごせるメリットがあります。

ただし、家族が介護できる、自宅近くに24時間対応の在宅療法支援診療所・訪問介護ステーションなどがある、といった態勢が整っていることが必要です。

末期がんの場合、40歳以上なら、「介護保険制度」が利用できるので、がん相談支援センターなどに相談してください。

容体が急変したときに、病院へ入院し、そこで亡くなる方も少なくありません。自宅で看取《みと》るのか、延命措置をするのかなど、本人の希望を家族とよく話し合っておくことが必要です。

最期のときはどのように訪れるか

がんは、行き過ぎた治療で「生活の質」（QOL）が損《そこ》なわれていない限り、末期の場合でも、いつもの暮らしを続けることが可能な病気です。死の直前まで元気でいて、苦しまずに息を引き取る「ピンピンコロリ型」とも言えるのです。

元日本ハム監督の「大沢親分」（大沢啓二さん）が良い例です。彼は胆嚢《たんのう》がんで亡くなる2週間前までテレビに出て、元気に「喝《かつ》」や「あっぱれ」を連発していました。彼の姿を見て、末期がんだと見抜いた視聴者は少なかったでしょう。

ただ、亡くなる2か月～1か月前ぐらいから、ストンと体力が落ちてくることが多く見られます。ですから、亡くなる前にしておきたいことがあれば、後悔のないように、医師とも相談しながら実行することをお勧めします。

そして、多くの場合、亡くなる1か月くらい前から、全身の倦怠感《けんたいかん》と食欲不振が蓄積してきます。

ひみつ

79 がんは意外とピンピンコロリ型

亡くなる数日前にはそれが顕著になり、食べること、飲むことが億劫《おっくう》になります。家族としては心配ですが、終末期の人が栄養や水分の補給のために点滴をすると、身体がむくんだり、胸水や腹水がたまったりして、かえって苦しむことになります。

終末期には、「譫妄《せんもう》」や「幻覚」が生じることもあります。否定せずに耳を傾けてあげましょう。

亡くなる1~2週間前から寝ていることが多くなり、亡くなる数日前になると、昼夜関係なく寝ていて、目が覚めているときも意識がもうろうとしている状態になります。

会話ができなくなる場合も少なくありませんが、そうなっても、耳は最後まで聞こえていることが多いものです。そのため、はっきり聞き取りやすい声で耳元に話しかけると、わずかに反応してくれることもあります。

臨終が近づくと、呼吸が不規則になります。だんだん呼吸の力が弱まってきて、回数も減ってきます。喘《あえ》ぐような呼吸（下顎《かがく》呼吸）は最後の数時間に見られることが多いのですが、体力によっては数日続くこともあります。

これは、通常の呼吸をする力がないためで、酸素不足の脳内では生理的な麻薬物質が分泌されるので、本人はあまり苦しまないと考えられています。

やがて、静かに呼吸と心臓が止まります。在宅での看取りで、医師が立ち会っていない場合は、呼吸が完全に止まった時刻をメモしておきます。

がんで死ぬのも悪くない

現代人は、「死」をまるでないものであるかのように考える傾向があります。「自分だけは死なない」「がんの話は聞きたくない」というわけです。

この「死なない感覚」が、がん医療においては「悪い

ひみつ
80 人間の死亡率は100％

ところは手術で切り取ってサッパリしたい」という、完治のみを追求する姿勢につながっていると、私は考えています。

生命が永遠に続くのならば、がんが治ることこそ大事でしょう。しかし、がんが治っても、人間の死亡率は100％です。

ある膵臓《すいぞう》がんの男性の患者さんは、学生時代に起業した上場企業のオーナー経営者で、携帯電話用ソフトウェアのトップ企業を育て上げ、個人資産は厖大《ぼうだい》と聞きます。手術のあとに再発し、肝臓に転移がありました。膵臓がんには、ジェムザールという抗がん剤が特効薬なのですが、副作用が仕事に差し障《さわ》ると拒否され、放射線治療や医療用の麻薬で症状をとりながら、会社経営を続けました。

亡くなる直前まで仕事を続け、前日は自宅で過ごし、まだ小学生のお子さんにも話をして、来客とも会われたそうです。家族や会社の人は、その患者さんが、いまでも生きているようだとおっしゃいます。

がんは、交通事故や、心筋梗塞《こうそく》、脳卒中などとは異なり、亡くなるまでに最低でも数か月～数年の時間的猶予《ゆうよ》があります。がんは、人生の総仕上げの時間をくれるのです。

交通事故などで突然命を落とすと、本人はもう死んでいるので何も分かりませんが、残された人たちは大変です。そもそも死とは、生きている者にとってのみ意味があるはずです。その点、がんという病気は、患者本人が、周囲に自分が死んでからのことを託すことができる病気だと言えます。

私は、「死ぬならがんがいい」と思っています。

ひみつ

81

どうせ死ぬならがんがいい

市区町村で実施している5大がん検診

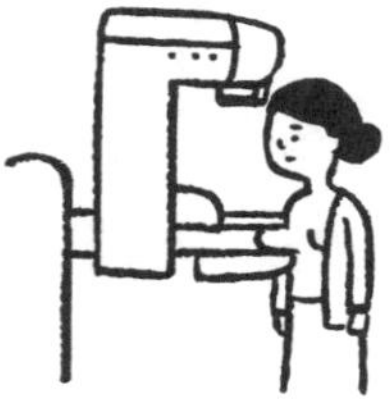

乳がん検診
40歳以上／2年に1回

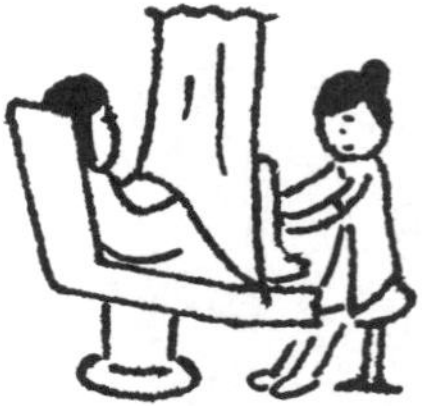

子宮頸がん検診
20歳以上／2年に1回

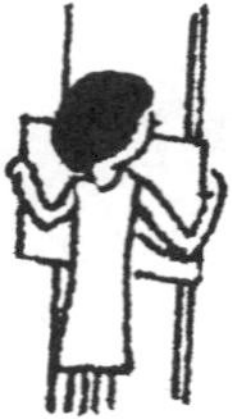

肺がん検診
40歳以上／毎年

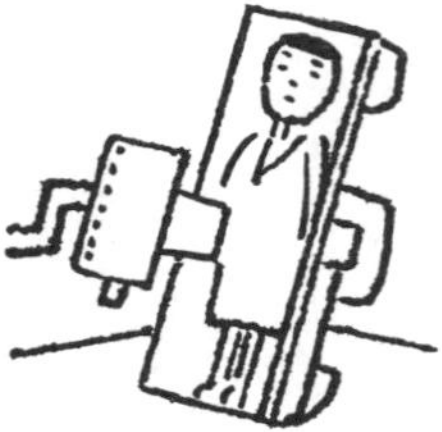

胃がん検診
40歳以上／毎年

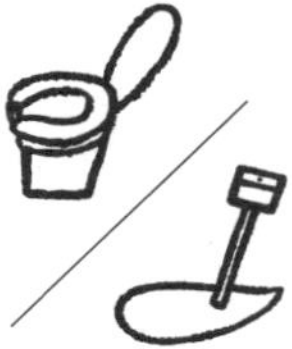

大腸がん検診
40歳以上／毎年

最新版

がんのひみつ

がんにならない、がんに負けない

二〇一三年六月一〇日　初版第一刷発行
二〇一六年八月三〇日　初版第二刷発行

著者　中川恵一
造本・装幀　吉野　愛
イラスト　浅生ハルミン
編集　赤井茂樹　大槻美和（朝日出版社第二編集部）
発行者　原　雅久
発行所　株式会社　朝日出版社
東京都千代田区西神田三・三・五　〒一〇一・〇〇六五
電話　〇三・三二六三・三三二一（代表）
http://www.asahipress.com
印刷・製本　図書印刷株式会社

ISBN978-4-255-00717-5 C0047